Guida essenziale per affrontare una gravidanza sana con la scoliosi

Tutto ciò che devi sapere su come prenderti cura della scoliosi e del tuo bambino, mese dopo mese.

dott. Kevin Lau
Prefazione a cura del dott. Siddhant Kapoor

LA SALUTE
NELLE TUE MANI

/ACA Associazione Americana di Chiropratica

L'ASSOCIAZIONE AMERICANA DI CHIROPRATICA È LIETA DI RICONOSCERE IL PRESENTE CERTIFICATO DI ISCRIZIONE AL

Kevin Lau, D.C.

IO SOTTOSCRITTO CON IL PRESENTE CERTIFICO CHE IL SOPRACITATO DOTTORE IN CHIROPRATICA È MEMBRO DELL'ASSOCIAZIONE AMERICANA DI CHIROPRATICA, CHE SOSTIENE I DIRITTI DEL PAZIENTE E IL RIMBORSO DELLE CURE AL PAZIENTE, E SI È IMPEGNATO A RISPETTARE IL CODICE ETICO DELL'ACA, CHE È BASATO SUL PRINCIPIO FONDAMENTALE CHE LO SCOPO PRIMARIO DEI SERVIZI PROFESSIONALI DEL CHIROPRATICO SIA DI PORTARE BENEFICIO AL PAZIENTE.

Keith S. Overland, DC
President

April 17, 2012
Date

LE FINALITÀ DELL'ACA
Fornire la capacità di direzione e una visione positiva per la professione chiropratica e il suo approccio naturale alla salute e al benessere
LA MISSION DELL'ACA
Conservare, proteggere, migliorare e promuovere la professione chiropratica e i servizi dei Dottori in Chiropratica a beneficio dei pazienti che curano
LA MISSION DELL'ACA
Trasformare la cura della salute sostituendo la focalizzazione sulla malattia con la focalizzazione sul benessere

---

SOSORT

SOCIETÀ INTERNAZIONALE PER IL TRATTAMENTO ORTOPEDICO E RIABILITATIVO DELLA SCOLIOSI ED

In riconoscimento del suo contributo nella cura
e nel trattamento conservativo della scoliosi.

Kevin LAU, Chiropratico
Singapore

Si dichiara con la presente
Membro associato della SOSORT per il 2012

Stefano Negrini, Dottore in Medicina,
Presidente

Patrick Knott, Dottore di Ricerca,
Assistente Medico, Segretario generale

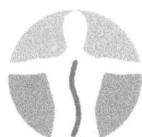

LA SALUTE NELLE TUE MANI

Guida essenziale per affrontare
una gravidanza sana con la scoliosi

Il Dottor Kevin Lau

Il Dottor Kevin Lau è il fondatore di Health In Your Hands (La Salute Nelle Tue Mani), una serie di strumenti per la prevenzione e il trattamento della scoliosi. Il set include il suo libro Il Tuo Piano Per la Prevenzione e il Trattamento Naturale della Scoliosi (disponibile in inglese, spagnolo, giapponese, coreano, italiano, francese e tedesco), il DVD con gli Esercizi per la Prevenzione e la Correzione della Scoliosi e l'innovativa applicazione ScolioTrack per iPhone, iPad e dispositivi Android.

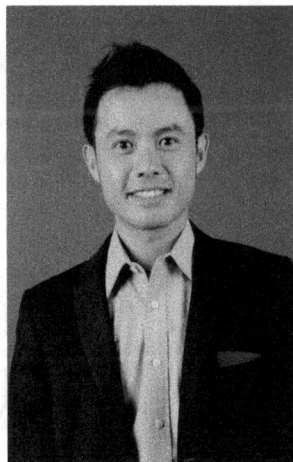

Il Dottor Kevin Lau è laureato in Chiropratica alla RMIT University di Melbourne in Australia e possiede un Master in Nutrizione Olistica, conseguito al Clayton College of Natural Health negli Stati Uniti. Il dottor Kevin Lau è un membro dell'International Society On Scoliosis Orthopedic and Rehabilitation Treatment (SOSORT), la principale società internazionale per il trattamento delle distorsioni della colonna vertebrale, e dell'American Chiropractic Association (ACA), la più grande associazione di chiropratici degli Stati Uniti.

È stato il primo a Singapore, nel 2005, a fornire un trattamento non chirurgico per la scoliosi, inizialmente studiando il Metodo Fisioterapico Schroth e successivamente lavorando in una clinica che implementava il metodo del Clear Institute. Durante questo periodo, si è impegnato a sviluppare, praticare e diffondere soluzioni non chirurgiche per la scoliosi. Ha redatto tre tesi: "Scoliosi ed Esercizio Fisico", "Scoliosi e Nutrizione" e "Il ruolo del calcio e della vitamina D nella prevenzione della perdita di densità ossea e della Scoliosi Idiopatica Adolescenziale (SIA) nelle donne in età prepuberale". Grazie alle sue ricerche sui disturbi della colonna vertebrale ha pubblicato il volume Il Tuo Piano Per la Prevenzione e il Trattamento Naturale della Scoliosi, il quale è stato tradotto in cinese, giapponese, spagnolo, francese, tedesco, italiano e coreano. Il Dottor Kevin Lau combina la conoscenza universitaria con l'esperienza di una vita trascorsa nello studio delle terapie naturali e della medicina preventiva per trovare un approccio unico alla salute.

Ha impiegato tutta la vita ad esplorare e condividere le verità su alimentazione, patologie, salute e guarigione. Il Dottor Lau è stato insignito del "Premio per la Migliore Assistenza Sanitaria" dal più importante giornale di Singapore, lo Straits Time, ed è comparso nella rubrica PrimeTime di Channel News Asia.

Per maggiori informazioni riguardo al dott. Lau, visita il suo sito internet, www.HIYH.info

Chatta con lui su Facebook, Twitter, Google+ o sul blog. Il dottor Lau ama sentire la tua!

www.facebook.com/Scoliosi.it
www.twitter.com/drkevinlau
www.youtube.com/user/drkevinlau
www.drkevinlau.blogspot.com

L'impegno del dottor Kevin Lau nella cura della scoliosi

Per curare davvero la scoliosi bisogna eliminarne le cause principali. Per questo rafforzo il mio impegno nello scoprire e ricercare i fattori che causano la scoliosi. Le attuali ricerche sono limitate all'analisi di busti ortopedici e a tecniche chirurgiche che trattano semplicemente i sintomi e l'impatto del disturbo sul corpo. La ricerca per identificare e trattare la causa principale della scoliosi offre ancora una grande opportunità.

A tal fine, prometto di dedicare una parte dei proventi dei miei libri alla ricerca focalizzata sulla comprensione della causa principale della scoliosi, aiutandoci a proteggere le generazioni future da questa diffusa deformità della colonna vertebrale.

Prefazione

Nell'attuale Era dell'Informazione, internet può rivelarsi una fonte confusa e inaffidabile di informazioni per chiunque ricerchi delle riposte sulla patologia specifica che lo affligge. Può essere difficile passare al setaccio le informazioni e determinare quali siano affidabili e autorevoli dal punto di vista medico. Leggere questo libro fornisce le tanto attese risposte alle domande che riguardano i due aspetti più importanti di una gravidanza condizionata dalla scoliosi: l'Alimentazione e l'Esercizio Fisico.

Sono onorato che mi sia stata offerta l'opportunità di scrivere la prefazione di questo libro. L'impegno del dott. Lau nello scrivere un libro sulla scoliosi e la gravidanza è davvero lodevole, dato che questo è un argomento che lascia molti perplessi. Chi meglio di un chiropratico esperto può condividere la propria accurata conoscenza e abilità nel capire la complessità dell'affrontare una gravidanza soffrendo di scoliosi? Il Dottor Kevin Lau è laureato in Chiropratica alla RMIT University di Melbourne, in Australia e possiede un Master in Nutrizione Olistica, oltre ad essere un membro dell'International Society On Scoliosis Orthopedic and Rehabilitation Treatment (SOSORT).

Questo libro rappresenta una fantastica fonte di informazioni per quelle donne che, pur soffrendo di scoliosi, desiderano affrontare la propria gravidanza, prendendosi cura del proprio bambino nella maniera più salutare possibile. Raccomando questo libro a chiunque voglia capire come la scoliosi condiziona la propria gravidanza e quali passi bisogna intraprendere per salvaguardare la propria salute.

Dott. Siddhant Kapoor, M.B.B.S, D.N.B.
Chirurgo Ortopedico

Dr. Kevin Lau
302 Orchard Road #10-02A
Tong Building (Rolex Centre),
Singapore 238862.
clinic@hiyh.info

Per maggiori informazioni sull'azienda, sul DVD con gli esercizi, sull'audiolibro e sull'applicazione Scolio Track per Iphone e Android visita:

www.HIYH.info
www.ScolioTrack.com

Stampato negli Stati Uniti d'America

ISBN: 9789811147647

Liberatoria

Le informazioni contenute in questo libro sono puramente divulgative. Tutte le terapie, i trattamenti e i consigli di qualsiasi natura, prima di essere seguiti, devono essere sottoposti al diretto giudizio di un medico. Niente di ciò che è descritto in questo libro deve essere utilizzato dal lettore o da chiunque altro a scopo diagnostico o terapeutico per qualsiasi malattia o condizione fisica. L'autore e l'editore non si assumono responsabilità per effetti negativi causati dall'uso o dal cattivo utilizzo delle informazioni qui contenute.

Questo libro è dedicato alla mia famiglia e ai miei pazienti, il cui amore, supporto, e ispirazione mi hanno aiutato a espandere le mie conoscenze e il mio lavoro sulla spina dorsale e sulla buona salute.

Ulteriori ringraziamenti e crediti

MicroArts (Progettista Grafico, Pakistan) — Per aver progettato il formato dell'intero libro, per averlo reso più facile da leggere e per avergli donato una direzione artistica.

Nemanjia Stankovic (Illustratore, Serbia) —- Per le meravigliose illustrazioni del libro e della copertina.

dott. Siddhant Kapoor (Editore, Stati Uniti) — Per il suo impegno nella qualità e per avermi tenuto costantemente informato sulle ricerche mediche più recenti.

Bebe Battsetseg (Modello, Mongolia) — per aver imparato e mostrato tutti gli esercizi contenuti nel libro alla perfezione.

Jericho Soh Chee Loon (Fotografo, Singapore) — Per tutte le foto di alta qualità scattate.

Ivan Abbaco (Traduttore, Italia) — Per aver lavorato instancabilmente nella traduzione di questo libro al fine di farlo comprendere ai lettori italiani, e per avere ancora una volta mostrato *un'ottima padronanza della lingua italiana*.

Luca de Franceschi (Editore, Italia) — Per l'eccellenza e la professionalità mostrate nell'aver corretto la traduzione di questo libro.

Indice

Indice

GRAVIDANZA E SCOLIOSI
Introduzione

S e sei abbastanza curiosa per avventurarti in questo libro, presumo che tu sappia già cosa sia la scoliosi e ti stia preoccupando di come questa possa incidere sulla tua gravidanza. Anche se hai accumulato delle conoscenze sulla scoliosi, la materia è ancora oggetto di ricerca e considerazione da parte dei professionisti in campo medico.

Tutto ciò è dovuto al fatto che i ricercatori non sono ancora riusciti a svelare le ragioni e i fattori che causano la scoliosi. Molti medici affermano convenzionalmente che non esiste una cura per la scoliosi e che può essere trattata solamente attraverso i busti ortopedici e la chirurgia.

D'altra parte, puoi anche incontrare un medico che ti dica che la terapia chirurgica è una semplice cura sintomatica per correggere la curvatura della colonna vertebrale. Ci sono stati casi, nella letteratura medica, dove i sintomi e le deformità dovute alla scoliosi si sono ripresentate in maniera identica in meno di cinque anni dall'operazione chirurgica.

Esistono varie teorie, ancora in discussione, che riguardano i fattori che causano la scoliosi. Mentre ancora non esiste unanimità sulle specifiche cause e gli specifici trattamenti, esistono dati empirici che mostrano che una buona dieta olistica, esercizi fisici personalizzati e una vita sana possono aiutare i pazienti che soffrono di scoliosi a condurre una vita felice e confortevole.

La gravidanza è un momento difficile per molte donne, a prescindere dalla presenza della scoliosi. Anche se esiste un gran numero di sintomi, sin dall'inizio del primo trimestre fino al momento del parto, non c'è modo di conoscere i sintomi specifici che si manifestano durante la gravidanza. Anche se alcune soffrono di nausea per i primi mesi di gravidanza, altre non provano nessun fastidio, e può darsi che altre donne soffrano di reflusso acido per tutti i nove mesi della gravidanza.

Anche se non esistono dei criteri stabili per comprendere che tipo di gravidanza affronterai, esistono alcune linee guida che potrebbero aiutarti nel renderla una fantastica esperienza. Considerando il fatto che trasporti dentro di te, almeno durante l'ultimo trimestre, un carico in più, la colonna vertebrale subisce una pressione immensa. Anche alle donne in attesa senza scoliosi viene sconsigliato di sollevare carichi pesanti o fare determinati esercizi fisici che potrebbero compromettere la loro colonna vertebrale per il resto della vita.

Le donne in attesa che soffrono di scoliosi hanno bisogno di conoscere alcuni aspetti specifici, poiché devono aver una cura ancora più grande dei normali aspetti della gravidanza, per via del proprio disturbo. Quando le donne in attesa sono consapevoli delle complicazioni che il loro disturbo potrebbe causare, possono prepararsi per prevenire che la situazione si complichi ulteriormente.

Ti sarà di sollievo sapere che soffrire di scoliosi durante la gravidanza non esclude un parto normale, né significa che non puoi avere un bambino in salute. Inoltre, non sempre comporta complicazioni durante la gravidanza. Abbi coraggio e continua a leggere ciò che hai bisogno di sapere per assicurarti che la curvatura della tua colonna vertebrale non alteri la gravidanza.

CAPITOLO 1
Cos'è la scoliosi

Una conoscenza completa della scoliosi ti aiuterà a capire la tua situazione nel miglior modo possibile. Per questo motivo è importante che tu comprenda tutti gli aspetti della scoliosi in modo da essere in grado di respingere questa patologia in maniera consapevole e informata. Non è abbastanza pratico chiamare il tuo medico di famiglia, e non è facile visitarlo tutti i giorni per ottenere le risposte alle tue domande. Inoltre, ad ogni stadio della gravidanza sarai sempre più incuriosita riguardo alla tua gravidanza, e come questa ha effetto sulla tua scoliosi.

È probabile che si presenteranno specifici sintomi durante ogni fase della gravidanza che ti porteranno a chiederti se siano causati dalla scoliosi o meno. Il dolore alla schiena può essere sia un normale sintomo della gravidanza, che una conseguenza della tua scoliosi. Potresti essere curiosa di sapere se il reflusso acido che provi sia parte normale della gravidanza e se puoi evitarlo attraverso dei cambiamenti all'interno della tua dieta. Per essere tu stessa in grado di rispondere a molte di queste domande, prima devi capire cos'è la scoliosi, quali sono i sintomi che potrebbero apparire durante la gravidanza e in che maniera possono peggiorare, quali fattori causano il disturbo e come possono influire sul tuo bambino.

È importante, inoltre, che tu prenda visione di tutte le opzioni di trattamento disponibili per la scoliosi e capisca che non sei sola. Molte donne intraprendono una gravidanza pur soffrendo di scoliosi. La scoliosi

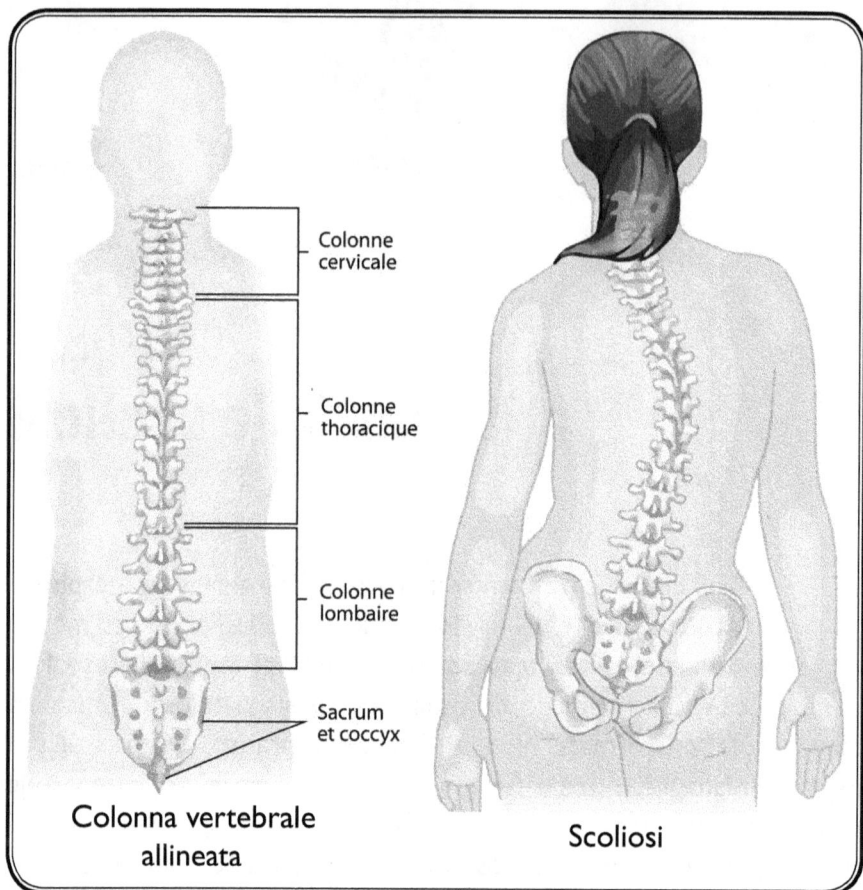

Colonne
cervicale

Colonne
thoracique

Colonne
lombaire

Sacrum
et coccyx

Colonna vertebrale
allineata

Scoliosi

ha un tasso di progressione superiore nelle donne, ma molte sono in grado di dare alla luce i propri figli in maniera normale.

Senza incuriosirti oltre, cominciamo il processo di auto-apprendimento dei vari aspetti della scoliosi.

La scoliosi è un disturbo medico che colpisce 3-5 persone su 1000 in tutto il mondo e più di 7 milioni di persone solo negli Stati Uniti. La cosa buffa è che c'è un gran numero di persone che soffrono di questo disturbo, anche se i controlli non l'hanno mai rilevato. Ciò accade perché molti medici non sono in grado di riconoscere i sintomi più lievi della scoliosi o vengono talvolta ignorati, anche se vengono rilevati, perché il paziente è troppo anziano e un trattamento invasivo potrebbe essere rischioso.

Dal momento che non esiste un'opinione unanime sui fattori che causano il disturbo, e poiché non esistono trattamenti in grado di curare le scoliosi lievi, molti dottori decidono semplicemente di non comunicarlo al paziente. Più avanti nel libro, troverai informazioni su come chiedere a un amico di aiutarti o come verificare a casa tua se hai dei sintomi di cui preoccuparti e se devi consultare un dottore per confermare la possibilità che tu soffra di scoliosi.

Scoliosi è un termine di origine greca, deriva dalla parola "skolios", che significa "curvo", poiché la scoliosi è un disturbo che colpisce la colonna vertebrale, curvandola in maniera anomala. Se osservi la parte posteriore o anteriore di una normale colonna vertebrale, questa appare dritta. Chi invece soffre di scoliosi, presenta delle curvature nella colonna vertebrale.

La zona in cui compare la curva può variare da donna a donna. In alcuni casi la curvatura è unica, mentre a volte possono presentarsi più curvature lungo tutta la colonna vertebrale. In molti dei casi, la curvatura assume una forma a "S" oppure a "C".

Nella maggior parte degli individui, la scoliosi appare tra il decimo e il quindicesimo anno di vita. Molti dei casi diagnosticati appartengono a questa fascia d'età. Il disturbo è diffuso più nelle donne, con un tasso di rischio di 3,6 a 1 rispetto agli uomini. Quindi, essendo una donna, devi prestare particolare attenzione alla tua scoliosi, poiché c'è il rischio che peggiori ad una velocità maggiore. Il tasso raggiunge la vetta vertiginosa di 10 a 1 nel caso di curvature superiori ai 30 gradi.

Se ti è stata diagnosticata la scoliosi, molto probabilmente starai già seguendo qualche trattamento. Assicurati, durante la gravidanza, di seguire il trattamento migliore per te e per il tuo bambino, evitando ogni tipo di medicina, terapia fisica o chirurgica che potrebbe solamente peggiorare le cose.

È tuttavia vero che molti casi di scoliosi (circa 4 su 5) presentano una curvatura inferiore ai 20 gradi. Queste curvature non vengono notate durante visite mediche di routine, e di conseguenza possono essere ignorate. Inoltre non si notano molto quando stai in piedi, cammini o ti siedi. Non è necessario trattare questo tipo di curvature, se hai già raggiunto la maturità scheletrica.

Tuttavia, in gravidanza anche curvature più lievi, a partire da 20 gradi, possono causare gravi problemi. Se dubiti delle tue condizioni fisiche o sospetti di avere la scoliosi, devi farti necessariamente controllare in modo da prendere eventuali precauzioni per rendere più semplice la tua gravidanza. Ci sono esercizi che puoi svolgere per rendere più tollerabili i nove mesi. C'è anche una dieta adatta a chi soffre di scoliosi (di cui parleremo nel capitolo 11) per assicurarti tutti gli elementi nutritivi di cui hai bisogno per aiutarti a mantenere in salute la colonna vertebrale e il tuo bambino.

Se ti è stata diagnosticata la scoliosi in adolescenza, è meglio che ti sottoponga a controlli regolarmente, poiché è improbabile raggiungere la maturità scheletrica a quell'età, aumentando le possibilità che la curvatura peggiori.

A volte la scoliosi viene confusa con la cifosi, una curvatura anomala della colonna vertebrale osservabile dai lati. Ciò significa che quando la colonna vertebrale viene osservata frontalmente, apparirà come senza imperfezioni poiché la curvatura non è visibile da quell'angolazione. La colonna vertebrale si piega in avanti in maniera anormale, costringendo l'individuo a una postura incurvata. Utilizzo la parola "anormale" poiché normalmente nella zona toracica la colonna vertebrale segue una curvatura opposta, dalla parte anteriore a quella posteriore.

Un altro disturbo spesso scambiato per scoliosi è la lordosi, poiché ha delle caratteristiche in comune e riguarda la curvatura della colonna vertebrale. Come nella cifosi, la curvatura della lordosi può essere osservata solamente dal lato. Se si osservano le radiografie frontali della colonna vertebrale, essa apparirà come una linea retta. La curvatura, osservabile lateralmente, piega la colonna vertebrale all'indietro in maniera anormale. Invece la normale curvatura che tende all'indietro presente nell'area vertebrale superiore, chiamata cervicale, e quella nell'area vertebrale inferiore, chiamata lombare, non devono essere scambiate per lordosi.

Se soffri di scoliosi e ti chiedi come poterla gestire, non agitarti. Il fatto che tu stia leggendo questo libro mostra l'attitudine positiva che possiedi nei confronti della scoliosi e che sei curiosa di saperne di più sui vari trattamenti e le alternative terapeutiche attualmente esistenti.

Vi sono, normalmente, diverse alternative per trattare la scoliosi, per esempio attraverso la ginnastica posturale, l'uso di busti ortopedici o il ricorso alla chirurgia vertebrale. Alcuni medici olistici, inoltre, si assicurano che i propri pazienti consumino una dieta in grado di preservare il normale sviluppo della colonna vertebrale e a mantenerla sana. Ho già spiegato tutto ciò nel mio primo libro, "Il Tuo Piano Per la Prevenzione e il Trattamento Naturale della Scoliosi". L'approccio olistico è spesso l'alternativa più adatta alle donne in gravidanza, poiché è perfetto anche per il bambino, e aiuta a ridurre le possibilità che sviluppi una scoliosi congenita.

Nel momento in cui andrai a farti visitare dal tuo medico per capire se soffri di scoliosi o meno, dovresti conoscere bene i sintomi che hai. Ciò significa che devi conoscere al meglio le caratteristiche specifiche della tua scoliosi, una cosa molto importante in caso di gravidanza poiché può facilitare la diagnosi dello stesso disturbo nel bambino, in caso questo sia stato trasmesso geneticamente.

La scoliosi molto spesso è un disturbo associato a fattori genetici, di conseguenza le donne in attesa devono essere maggiormente consapevoli dei fattori che la provocano. Poiché c'è una buona probabilità che il tuo bambino soffra del medesimo disturbo, conoscere i fattori che attivano la scoliosi può aiutarti a prevenirla in molti casi.

Anche i test che vengono eseguiti durante il periodo scolastico possono aiutarti, dato che diagnosticano la scoliosi nei suoi stadi iniziali. La scoliosi adolescenziale media raggiunge i 30 gradi con la possibilità di peggiorare di 7 gradi ogni anno, se non viene tenuta sotto controllo. Se ti viene diagnosticata la scoliosi ad uno stadio iniziale, dovresti essere in grado di tenere sotto controllo la progressione della curvatura; cosa molto importante per le ragazze, poiché sottoposte a una progressione maggiore.

Inoltre, esistono diversi tipi di scoliosi. Se riesci a farti diagnosticare il tipo di scoliosi di cui soffri, sarai in grado di gestirla meglio. In questo modo potrai prenderti cura di te anche in gravidanza. Alcune delle tipologie sono riportate nella lista in basso. Può capitare che un individuo non soffra solo di un tipo di scoliosi, ma rientri in più di uno dei tipi.

Scoliosi congenita —- Un'anomalia della colonna vertebrale con cui si nasce.

Scoliosi idiopatica —- Questo tipo di scoliosi si presenta senza un'apparente causa scatenante. Molti casi di scoliosi vengono definiti "idiopatici" poiché non si conoscono ancora i fattori che l'hanno causata. Molte scoliosi infantili, giovanili, adolescenziali e adulte vengono categorizzate come idiopatiche se non ci sono fattori specifici, disturbi pregressi o eventi che l'abbiano potuta causare. Si stima che circa l'80% dei casi di scoliosi è di tipo idiopatico e si presenta maggiormente nelle adolescenti. Quando la patologia compare prima del 3 anno di età, viene chiamata scoliosi idiopatica infantile; se viene diagnosticata tra i 3 e i 10 anni, viene identificata come scoliosi idiopatica giovanile o dell'età evolutiva; dai 10 anni in su viene chiamata scoliosi idiopatica adolescenziale.

Scoliosi neuromuscolare —- In alcuni casi gli individui tendono a sviluppare una curvatura della colonna vertebrale a causa di un'altra patologia. In molti casi, è un sintomo secondario di altri disturbi di tipo medico. Se un individuo soffre di disturbi legati all'indebolimento muscolare, le possibilità di contrarre la scoliosi sono elevate. In molti casi, la scoliosi è stata associata a spina bifida, atrofia muscolare spinale, paralisi cerebrale, sindrome di Marfan, trauma fisico o shock. Solitamente, la scoliosi neuromuscolare è una patologia molto grave e richiede pertanto trattamenti aggressivi.

Scoliosi degenerativa —- Quando la scoliosi viene diagnosticata per la prima volta in età adulta, generalmente si tratta di scoliosi degenerativa. Questo tipo di scoliosi compare a causa di una varietà di fattori, come artrite, spondilite anchilosante, o per l'indebolimento dei legamenti, dei tessuti molli e dei muscoli che supportano la schiena. Alcuni dei fattori che potrebbero causare questo tipo di scoliosi includono osteoporosi, ernia del disco e fratture vertebrali da compressione. In alcuni casi può essere causata da un atteggiamento posturale eccessivamente scorretto o da uno stile di vita negativo.

Scoliosi funzionale —- La scoliosi funzionale può essere dovuta a altri tipi di deformità in altre zone del corpo. Una gamba più corta o spasmi muscolari alla schiena possono condurre a questo tipo di disturbo.

Altri fattori scatenanti della scoliosi —- Si ritiene che occasionalmente la scoliosi sia causata da tumori della colonna vertebrale come l'osteoma osteoide, un tumore benigno che colpisce generalmente la colonna vertebrale, causando un forte dolore alla schiena. Questo dolore spinge le persone ad assumere una posizione più confortevole, piegando la schiena da un lato. Nel tempo, ciò causa una deformità della colonna vertebrale che conduce alla scoliosi.

CAPITOLO 2
I fattori che causano la scoliosi

La scoliosi è una di quelle patologie che medici professionisti e ricercatori non riescono ancora a capire in maniera completa. La causa scatenante della scoliosi idiopatica non è attualmente conosciuta. Tuttavia, non c'è nulla di cui preoccuparsi poiché alcuni dei fattori che svolgono un ruolo fondamentale nella scoliosi sono noti. Alcuni dei fattori che i medici ritengono possano influenzare la presenza, l'insorgenza e la progressione della scoliosi includono squilibri ormonali, difetti genetici e meccanici o una scarsa alimentazione.

Alcuni studi scientifici sono in corso di svolgimento in questo momento, mentre leggi questo libro per capire le ragioni specifiche che inducono le curvature della tua colonna vertebrale ad assumere una posizione anormale. Alcuni professionisti ritengono che capire i disturbi correlati a questa patologia può aiutarci a comprendere i fattori che causano la scoliosi. Gli studiosi hanno studiato questi disturbi correlati e hanno scoperto alcune delle ragioni più probabili che permettono l'insorgere della scoliosi. Di conseguenza, anche se non sappiamo quali siano i fattori specifici che causano la scoliosi, una conoscenza di quelli che sono ritenuti essere la causa può aiutarci ad assicurarci che essa non si manifesti o non progredisca. Prevenendo alcuni di questi fattori di rischio nel corso della tua vita, potrai assicurarti un bambino più sano e con un rischio minore di soffrire di scoliosi.

La prima cosa che bisogna nominare quando si parla di fattori che potrebbero causare la scoliosi è la carenza di magnesio. Chi soffre di Prolasso della Valvola Mitrale (MVP), una patologia cardiaca, è spesso soggetto a scoliosi. Uno studio condotto in India mostra che il 55% di pazienti con MVP soffre anche di scoliosi. Il MVP è simile alla scoliosi, anche perché colpisce più le donne che gli uomini. I sintomi di entrambi questi disturbi si aggravano durante la pubertà.

Il dott. Roger J. Williams, uno dei primi sostenitori della Tipologia Metabolica e autore del rivoluzionario libro "Individualità Biochimica", ha affermato che la dieta adatta a un bambino non è sufficiente per un adolescente, soprattutto durante la pubertà. Se la dieta non cambia in relazione alle esigenze del corpo, possono insorgere diverse carenze. È stato osservato che più dell'85% dei pazienti affetti da MVP soffre di carenza di magnesio. Negli studi sui pazienti affetti da MVP cui è stato somministrato un integratore di magnesio, si è osservato un sollievo sintomatico.

La carenza di magnesio è stata inoltre identificata come causa scatenante di osteoporosi e osteopenia, due disturbi largamente connessi alla scoliosi. È per giunta noto che una mancanza di livelli adeguati di magnesio nel corpo può causare contrazioni muscolari, un disturbo che, come già sappiamo, causa la scoliosi.

Un altro elemento nutritivo che ha un notevole impatto sulla presenza della scoliosi è la vitamina K. Sono già stati condotti molti studi che mostrano come la carenza di vitamina K possa essere associata a un sanguinamento eccessivo, come è possibile osservare nelle mestruazioni prolungate o abbondanti. Altri problemi dovuti alla carenza di vitamina K possono essere sangue nelle urine (ematuria), ecchimosi, emorragie gastrointestinali, epistassi (sangue dal naso) e altro. Questo disturbo è inoltre spesso associato all'osteoporosi, un'altra patologia che solitamente si manifesta insieme alla scoliosi.

Anche l'ipoestrogenismo, basso livello di estrogeni, è stato collegato della scoliosi. Se possiedi un basso livello di estrogeni, sei più soggetta a osteoporosi e osteopenia, due disturbi che solitamente accompagnano la scoliosi.

Le donne che mantengono un basso peso corporeo per esigenze professionali o per altri motivi tendono ad avere un livello di estrogeni basso. Vari studi su questo tipo di donne hanno mostrato un'incidenza di scoliosi superiore al normale. Per esempio, uno studio sulle ballerine di danza classica ha mostrato come queste fossero dal 24% al 40% più predisposte a contrarre la scoliosi e a subire fratture da stress. In un altro di questi studi, l'incidenza di scoliosi tra chi praticava ginnastica ritmica rispetto a un gruppo di controllo era dieci volte superiore. È inoltre noto che le atlete hanno un tasso superiore di scoliosi rispetto alle altre donne. Alcuni degli altri aspetti associati all'ipoestrogenismo includono fratture, iperlassità dei legamenti, ritardo della pubertà e perdita di peso corporeo.

Anche la carenza di vitamina D e zinco è stata associata alla probabilità di contrarre la scoliosi. Chi segue una dieta con basso apporto di zinco e vitamina D tende a sperimentare una depressione della gabbia toracica. Questo disturbo viene chiamato, dal punto di vista medico, petto escavato, un altro disturbo che spesso si accompagna alla scoliosi.

In parole povere, la carenza di magnesio, zinco, vitamina K, vitamina D e un basso livello di estrogeni possono aumentare le probabilità di contrarre la scoliosi. Alcuni studiosi ritengono inoltre che la scoliosi sia legata all'ereditarietà genetica, un noto fattore scatenante. Mentre questi studi proseguono, il gene CHD7 è stato associato alla presenza di scoliosi alla nascita.

L'ipotesi che la scoliosi sia un disturbo genetico può essere facilmente accertata. Se hai dei familiari che soffrono di scoliosi, hai dal 25% al 35% di possibilità in più di soffrire dello stesso disturbo. Se entrambi i tuoi genitori accusano questo disturbo, la probabilità sale al 40%. E se tu e il tuo partner soffrite di scoliosi, c'è la stessa probabilità del 40% che la trasmettiate al nascituro. Tuttavia, adottando alcune precauzioni, come assicurarsi una dieta ottima per la scoliosi, ricca di elementi nutritivi, prima della gravidanza, durante la gravidanza e post parto, può aiutarti a ridurre le possibilità che il tuo bambino soffra di scoliosi.

Tuttavia, è noto che nei gemelli omozigoti il disturbo non viene sempre condiviso. Questo dimostra che la scoliosi può essere causata anche da altri fattori non genetici. Come genitore, hai il dovere di essere informata su tutto ciò che si sa sulla scoliosi in modo da poter ridurre le possibilità di trasmetterlo al tuo bambino. Devi prestare molta attenzione se riscontri i sintomi della scoliosi in tuo figlio, per poter trattare il disturbo sin dalle prime fasi di vita ed evitare che peggiori ulteriormente. Assicurati che il tuo bambino venga sottoposto a controlli regolari. Fai in modo che la ginnastica diventi un'abitudine familiare, in modo da mantenere la colonna vertebrale allineata e in salute. Segui una dieta adatta a chi soffre di scoliosi (di cui vedremo i dettagli nel capitolo 11) per garantire la salute di tutta la tua famiglia e condurre una vita equilibrata.

Nel corso degli anni ho trattato un gran numero di pazienti affetti da scoliosi; alcuni di questi mi hanno chiesto se la propria scoliosi fosse causata dalla posizione in cui dormivano, dal sollevamento di oggetti pesanti o da carichi eccessivi sui muscoli. Anche se queste possono sembrare cause logiche della scoliosi, non è proprio così. Se soffri di scoliosi, tuttavia, puoi provare dolore o avere sensazioni di disagio nel sollevare oggetti pesanti o nel dormire in una posizione particolare.

Anche se i ricercatori stanno provando a isolare le singole cause della scoliosi, rimane il fatto che essa è un disturbo medico dovuto a innumerevoli fattori. È stato ampiamente accettato che i pazienti affetti da scoliosi possiedano anomalie strutturali, neurologiche, biochimiche o genetiche che causano il disturbo.

Nel tempo, dopo aver osservato l'intera storia clinica di migliaia di pazienti affetti da scoliosi, sono arrivato alla conclusione che uno dei seguenti fattori responsabili di deficienze ormonali può portare a soffrire di scoliosi: fattori come tare genetiche, forze biochimiche anomale, diete con basso apporto nutrizionale, asimmetria fisica, disturbi nervosi e squilibri ormonali.

CAPITOLO 3
Le relazioni tra
gravidanza e scoliosi

L a prima cosa che bisogna dire è che la scoliosi non è un disturbo che ti dovrebbe impedire di godere delle gioie della maternità. Anche se soffri di scoliosi, non hai alcun motivo di preoccuparti o di evitare la gravidanza. L'unica cosa da capire è che la scoliosi è legata a fattori genetici, e di conseguenza tuo figlio ha una probabilità relativamente maggiore di soffrire di questo disturbo rispetto a un bambino nato da genitori sani.

Un altro aspetto che devi tenere a mente è che la tua colonna vertebrale è incurvata, perciò devi fare particolare attenzione durante la gravidanza e nel periodo successivo al parto per evitare di procurarti lesioni. Ciò è necessario poiché il feto esercita una pressione sulla colonna vertebrale. Avere cautela assicura che sia tu, sia il tuo bambino rimaniate sani durante tutto il corso della gravidanza.

Molti ricercatori ritengono che la scoliosi sia collegata in maniera significativa ai geni, poiché ogni anno vengono registrati molti casi idiopatici e congeniti. Allo stesso modo in cui sono responsabili del tuo aspetto, del tuo comportamento e di alcune specifiche inclinazioni, i geni determinano anche i disturbi ai quali sei predisposta. Questi geni aumentano il rischio di contrarre disturbi particolari.

Sì, c'è un collegamento tra geni e scoliosi. Tuttavia, ciò non significa che ogni figlio nato da una madre affetta da scoliosi debba soffrire dello stesso disturbo. Rincuora il fatto che, nonostante i nostri figli posseggano geni trasmessi da noi, ciò non vuol dire che non possiamo controllarli in qualche modo. Anche se non puoi cambiare i tuoi geni, puoi gestire il modo in cui essi si esprimono. I geni possono essere letteralmente spenti o accesi da fattori ambientali, alimentazione e persino dallo stile di vita che conduci. In questo modo, siamo in grado di ridurre l'effetto negativo che alcuni geni esercitano sul nostro corpo e sulla nostra mente. Dal 2009 chiunque può accedere a test genetici, e anche se sono stati fatti passi avanti, ci sono ancora molte ricerche da svolgere in questo campo. Riguardo la scoliosi, conosciamo il modo in cui alcuni geni in particolare condizionano la progressione della curvatura: una grande scoperta che ci permette di determinare quando è necessaria un'operazione chirurgica, oltre ad aiutarci a capire se il disturbo può essere controllato attraverso un'alimentazione corretta ed esercizio fisico.

È stato condotto un ampio studio genetico in questo campo ed è stato scoperto che nel nostro DNA sono presenti dei marcatori

La genetica può aiutarci?

Paradossalmente, la genetica offre una nuova speranza ai pazienti affetti da scoliosi, anche se la ricerca sulle donne in attesa è ancora in corso.

Tuttavia, in alcune forme di scoliosi, come quelle di tipo congenito, alcuni test prenatali possono evidenziare disturbi come neurofibromatosi, distrofia muscolare e delle particolari miopatie. Inoltre, le ecografie di routine sono in grado di mostrare qualunque tipo di anormalità nello sviluppo della colonna vertebrale del feto.

Ciò nonostante, gli esperti fanno notare che questo disturbo non si manifesta spesso in più membri della stessa famiglia, quindi le probabilità che una madre affetta da scoliosi trasmetta il disturbo sono molto basse.

polimorfici dei nucleotidi. Questi marcatori sono stati associati alla scoliosi idiopatica adolescenziale, ne sono stati identificati cinquantatré e la scoliosi è stata definita un'anomalia biomeccanica. È stato anche suggerito che il tasso di progressione dipende dalle forze asimmetriche che seguono la legge di Hueter-Wolkman, la quale afferma che il mutamento della colonna vertebrale si verifica a causa di stress dovuti alla forza di gravità e a forze asimmetriche.

La salute del bambino non è il solo problema che affligge una madre affetta da scoliosi. Un'altra preoccupazione di molte donne in gravidanza è la propria salute dopo il parto. Probabilmente ti chiedi come la scoliosi possa influire sulla tua salute e il modo in cui il parto potrebbe infierire sulla curvatura presente nella tua colonna vertebrale. È una buona cosa che ti preoccupi di ciò, poiché ci sono delle precauzioni che puoi prendere in modo da assicurarti un parto facile e privo di rischi. Tuttavia, non c'è bisogno di essere troppo apprensive poiché è possibile, anche soffrendo di scoliosi, condurre una gravidanza in salute e dare alla luce un bambino sano. Anche se tuo figlio ha un rischio maggiore di contrarre la scoliosi, ci sono diverse terapie nutrizionali in grado di aiutarti a ridurlo. Se sei consapevole della tua scoliosi e prendi tutte le dovute precauzioni riguardo il tipo di alimenti da consumare durante la gravidanza, potresti essere in grado di prevenire la comparsa di questo disturbo su tuo figlio.

Nel nostro corpo ci sono miliardi di cellule e ognuna di queste possiede un DNA, cioè il nostro codice genetico. Sappiamo che occorrono diverse generazioni per modificare o "riscrivere" questo codice. Al di sopra dei geni vi sono dei composti chimici chiamati marcatori epigenetici, che hanno il compito di fornire istruzioni ai geni. Così facendo, sono in grado di attivare geni specifici e disattivarne altri. È interessante notare che alcuni alimenti che consumi riescono ad attivare i marcatori epigenetici, che a loro volta attivano o disattivano geni specifici. Per le madri affette da scoliosi questo significa che avere una giusta alimentazione può assicurare che i marcatori epigenetici responsabili dell'attivazione dei geni che controllano la scoliosi rimangano inattivi; e di conseguenza assicurano che questi geni non vengano trasmessi al nascituro.

Lo studio condotto al Medical Genetics Institute, all'interno del Cedars-Sinai Medical Center, mostrano che la scoliosi può essere causata anche da mutazioni di geni specifici. Lo stesso studio dimostra che durante la gestazione è necessario un adeguato livello di calcio per un corretto sviluppo della colonna vertebrale del feto. Questi studi ci danno motivo di credere che l'alimentazione giochi un ruolo essenziale nella probabilità di contrarre la scoliosi, anche per chi è geneticamente predisposto a questo disturbo.

Tutti gli studi e i test dimostrano che anche le donne che soffrono di scoliosi possono condurre una gravidanza normale.

Un interessante studio statistico, condotto dal dott. Phillip Zorab e dal dott. David Siegler su 64 madri affette da scoliosi, dimostra come queste donne non abbiano subito complicanze serie dal punto di vista medico. Anche se il 17% delle madri ha riportato difficoltà nel respirare (dispnea) e il 21% ha notato un aumento del dolore alla schiena, entrambi i gruppi riferiscono di riuscire a gestire questi problemi. La maggior parte delle donne ha avuto un parto normale e solo il 17% ha dovuto subire un cesareo, solo per ragioni ostetriche.

Ciò nonostante, rimane il fatto che le donne incinte sono più predisposte ad alti livelli di progressione della scoliosi rispetto a chi non aspetta un bambino. Di conseguenza, devi prenderti una maggiore cura riguardo ciò che mangi, la postura, la posizione che assumi mentre dormi e quella che assumerai durante il parto. Conoscere queste informazioni può fare la differenza nel condurre una gravidanza sana, normale e semplice.

Oltre a ciò, è stato notato che le madri che osservano quanto detto sopra subiscono meno complicanze post parto rispetto a chi, invece, non lo fa.

Alcune donne sentono l'esigenza di sottoporsi ad operazioni chirurgiche per correggere la propria scoliosi e solo successivamente concepire. Tutto ciò non è necessario se conosci lo ScoliCore AIS Prognostic Test, un nuovo test genetico che prende in considerazione il DNA di pazienti affetti da Scoliosi Idiopatica Adolescenziale (SIA) e determina le probabilità di progressione della curvatura. Questo test è in grado di aiutare il medico a capire se l'alternativa chirurgica è necessaria o meno. La maggior parte delle persone (tra l'85% e il 90%) a cui viene diagnosticata la SIA non ha bisogno di sottoporsi ad un'operazione chirurgica per correggere una curva lieve. Ciò significa che se la tua curvatura è tra i 10 e i 25 gradi Cobb, non devi preoccuparti di sottoporti a interventi o chirurgia. L'accuratezza di questi test è stata provata al 99% e di conseguenza è estremamente affidabile.

In definitiva, devi sapere che esiste la possibilità che la gravidanza peggiori in qualche modo la tua scoliosi. Il modo in cui affronterai la gravidanza sarà determinante per capire se partorirai in maniera normale o se dovrai sottoporti ad un parto cesareo. In alcuni casi, insorgono complicanze in seguito alla somministrazione di un'anestesia epidurale, ma nulla che non possa essere gestito da un bravo anestesista e un ginecologo professionale.

Cos'è un angolo Cobb?

Il termine "angolo Cobb" viene utilizzato in tutto il mondo per misurare e quantificare le deformità della colonna vertebrale, soprattutto in caso di scoliosi. La misurazione in angoli Cobb è lo standard assoluto per la valutazione delle scoliosi approvato dalla Scoliosis Research Society. È usato per determinare e tracciare la progressione della scoliosi. L'angolo Cobb è stato descritto per la prima volta nel 1948 dal dott. John R. Cobb, che ha evidenziato come misurare l'angolo della curvatura vertebrale. Da quel momento in poi venne utilizzato il termine "angolo Cobb".

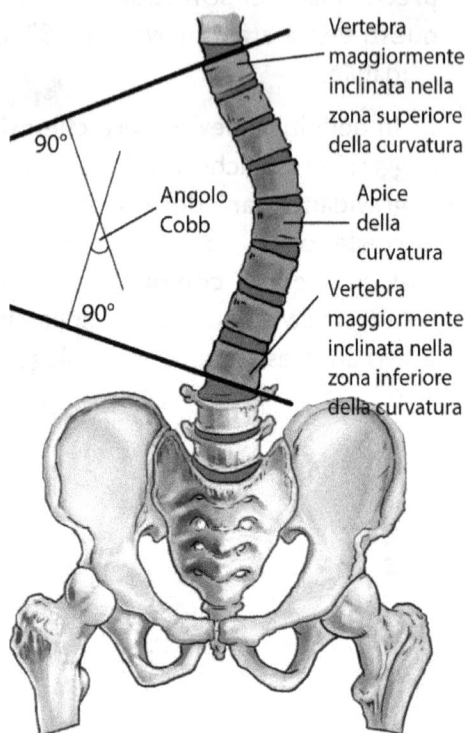

Vertebra maggiormente inclinata nella zona superiore della curvatura

Angolo Cobb

Apice della curvatura

Vertebra maggiormente inclinata nella zona inferiore della curvatura

---

Come si misura l'angolo cobb?

Per misurare l'angolo Cobb è necessaria una radiografia.

1. Individua la vertebra maggiormente inclinata nella zona superiore della curvatura e traccia una linea orizzontale sul margine superiore della vertebra terminale superiore.

2. Individua la vertebra maggiormente inclinata nella zona inferiore della curvatura e traccia una linea orizzontale sul margine inferiore della vertebra terminale inferiore.

3. Traccia delle linee verticali dalle due linee orizzontali.

4. L'angolo formatosi tra le linee verticali è l'angolo Cobb.

CAPITOLO 4
Sintomi, diagnosi e complicanze della scoliosi

C apire i sintomi della scoliosi è essenziale per due motivi. Primo, ti aiuta a valutare il livello raggiunto dalla tua scoliosi, in modo da poter adattare il tuo stile di vita di conseguenza. Secondo, essendo una madre affetta da scoliosi, devi conoscere questi sintomi in modo da riuscire a capire se tuo figlio svilupperà il disturbo o meno.

Una colonna vertebrale incurvata può determinare un maggior numero di complicanze, e se il disturbo è stato rilevato ad uno stadio in cui la progressione della curvatura non ha ancora raggiunto un livello alto, vi sono diverse procedure e terapie in grado di prevenire l'accelerazione di questa progressione. Una volta identificato, il disturbo può essere curato attraverso la dieta, l'esercizio fisico e altre alternative di trattamento naturali, in modo da mantenere uno stile di vita salutare e vivere una vita più completa.

I sintomi della scoliosi

In basso si trovano i sintomi più comuni della scoliosi. Questi sintomi ti aiuteranno a identificare il disturbo quando lo vedi. Ti aiuterà a capire gli esercizi (che spiegheremo dettagliatamente nei capitoli successivi) e a svolgerli nella maniera più corretta. Dagli un'occhiata e prova a capire se soffri di qualcuno di questi sintomi, per determinare se soffri di scoliosi o meno. Busto o collo piegati verso un lato.

- Squilibrio muscolare tra un lato e l'altro
- Una scapola più prominente dell'altra
- Costole prominenti
- Anche irregolari
- Gambe di lunghezza diversa
- Mal di schiena o dolore alla regione lombare
- Affaticamento
- Difficoltà nel rimanere seduto o in piedi per molto tempo
- Difficoltà nel respirare (se la curvatura della colonna vertebrale è estremamente larga e supera i 70 gradi)

Anche se è possibile determinare i sintomi della scoliosi nella comodità di casa tua, è sempre una buona idea farsi controllare da un medico. Anche se nelle normali visite di routine spesso una lieve curvatura può sfuggire, quando ti presti a specifici controlli per la scoliosi, ti sottoponi a un analisi necessaria per determinare se soffri di questo disturbo o no.

La scoliosi spesso comincia con una curvatura lieve della colonna vertebrale, ignorata durante i normali controlli di routine dal medico, che non esegue esami specifici per questo disturbo. Quando il livello della tua curva è tra i 10 e i 20 gradi, è possibile che non si noti subito. Non si è in grado di percepire un'altezza irregolare delle spalle o delle anche da soli.

La progressione della curvatura progredisce potenzialmente fino al raggiungimento della maturità scheletrica. Il tasso di progressione della curvatura dipende da vari fattori inclusi geni, ambiente, alimentazione e stile di vita.

In alcuni casi, la scoliosi viene scoperta per caso, quando un amico o un parente nota l'irregolarità tra le anche o le spalle. Visto che i cambiamenti della colonna vertebrale si nascondono bene, spesso è facile ignorare questa progressione. Se soffri di scoliosi progressiva, puoi notare che abiti che prima ti stavano bene, adesso non calzano più a pennello. In alcuni casi, puoi notare che le gambe dei pantaloni si trovano ad altezze differenti.

Le curvature inferiori ai 10 gradi sono considerate lievi e di conseguenza il medico non prescrive nessun trattamento specifico. Queste scoliosi possono raddrizzarsi da sole attraverso buona postura, alimentazione ed esercizio fisico. Meno di un terzo di queste scoliosi lievi peggiora al punto di richiedere un trattamento. Le curve superiori ai 30 gradi hanno una probabilità maggiore di progredire

Tuttavia, se soffri di una scoliosi lieve e sai cosa fare per controllare la progressione della tua curvatura, migliorerai nel giro di pochi anni. Se segui le linee guida per una corretta alimentazione in grado di migliorare la salute della tua colonna vertebrale, riuscirai a gestire meglio l'avanzamento della curvatura. Inoltre, facendo ciò riduci le possibilità che questo problema peggiori nel tempo.

Le complicanze della scoliosi

Un gran numero di disturbi è stato associato in maniera stretta alla scoliosi. Oltre alle varie complicazioni che potrebbero verificarsi, la presenza di scoliosi indica anche un alto rischio di soffrire dei disturbi associati a essa. Per rimanere in salute devi tutelarti da questi disturbi.

Alcuni di questi disturbi associati alla scoliosi sono:

- **Sindrome di Ehler-Danlos** — Un disturbo del tessuto connettivo solitamente causato dall'incapacità di sintetizzare correttamente il collagene.

- **Malattia di Charcot-Marie-Tooth** — un disturbo ereditario caratterizzato dalla perdita di tessuto muscolare e sensibilità.

- **Sindrome di Prader-Willi** — Una patologia considerata rara, un disturbo in cui 7 geni non vengono rilevati, non si esprimono o mancano. Causa ritardo del linguaggio, mancanza di coordinazione fisica, accumulo di peso e disturbi del sonno, può condurre ad un ritardo della pubertà o all'infertilità.

- **Paralisi cerebrale** — Un disturbo che colpisce il cervello e include una serie di problemi specifici di disabilità motoria.

Questa patologia è classificata come spastica, atassica, discinetica e ipotonica.

- **Atrofia dei muscoli vertebrali** — Un disturbo che colpisce nervi e muscoli e che comporta debolezza muscolare e atrofia.

- **Distrofia muscolare** — Un disturbo muscolare considerato ereditario. Si manifesta con debolezza muscolare, malformazioni nelle proteine muscolari e con la morte di cellule e tessuti muscolari.

- **Sindrome CHARGE** — Un disturbo genetico associato a coloboma oculare, insufficienza cardiaca, atresia delle coane, ritardi mentali, anomalie genetiche, candidosi e sordità.

- **Disautonomia familiare** —Anche chiamata sindrome di Riley-Day, è un disturbo che riguarda il sistema nervoso autonomo. Comporta insensibilità al dolore, ritardo della crescita, incapacità di produrre lacrime e altro ancora.

- **Atassia di Friedreich** — Un'altra patologia ereditaria che comporta disturbi locomotori, cardiaci, del linguaggio e diabete.

- **Sindrome di Proteo** — Chiamata anche sindrome di Wiedemann, è un disturbo che può causare tumori, anormale sviluppo delle ossa e crescita incontrollata della pelle.

- **Spina bifida** — Un disturbo congenito che si verifica a causa della chiusura incompleta del tubo neurale negli embrioni.

- **Sindrome di Marfan** — Un disturbo genetico del tessuto connettivo; può anche colpire il sistema scheletrico, il cuore, gli occhi e il sistema nervoso centrale.

- **Neurofibromatosi** — Un disturbo in cui tumori del tessuto nervoso possono causare una serie di problemi nervosi correlati.

- **Ernia diaframmatica congenita** — Un disturbo che riguarda un difetto del diaframma alla nascita.

- **Emi-ipertrofia** — Un disturbo che determina un lato del corpo più grande dell'altro e comporta un rischio maggiore per alcuni tipi di cancro.

Anche se sembra una lista lunga e spaventosa, queste sono tutte patologie rare e non si presentano sempre insieme alla scoliosi. Questa lista è stata scritta solo per darti un'idea dei vari disturbi da cui ti devi tutelare poiché correlati alla scoliosi.

Anche se soffri di scoliosi, con molte probabilità vivrai tutta la vita senza bisogno di ricorrere a interventi chirurgici. Ciò significa che non dovrai sottoporti al bisturi ed esporti a tutti i rischi che questo comporta. Tuttavia, circa il 5% di chi soffre di scoliosi ha bisogno di un'operazione chirurgica per svolgere le attività di tutti i giorni in maniera adeguata. Un'operazione chirurgica può comportare infiammazioni dei tessuti molli. Si sa inoltre che provoca insufficienze respiratorie, lesioni nervose e in alcuni casi emorragie interne. Se pensi di sottoporti a un'operazione chirurgica, rifletti su alcune delle ultime statistiche: circa il 5% di chi si sottopone ad un'operazione di chirurgia per correggere la scoliosi diviene recidivo entro 5 anni dalla procedura. Ciò prova che la predisposizione alla scoliosi non è qualcosa che scompare nel momento in cui viene corretta chirurgicamente. Inoltre molti ricercatori ritengono non sia possibile correggere la colonna vertebrale attraverso la chirurgia e che la procedura sia puramente estetica e superficiale.

Oltre ai problemi fisici che la scoliosi è in grado di causare, chi soffre di tale disturbo può vivere veri e propri traumi. Se è presente in forme acute, il disturbo può costringere a vivere in condizione di attività ridotta. I giovani potrebbero trovare estremamente scomodo e imbarazzante indossare un busto ortopedico in pubblico. Il dolore, l'attività ridotta e l'ovvia messa in mostra della propria deformità possono portare molte persone a soffrire di depressione. Da persona consapevole, devi combattere il tuo disturbo in maniera coraggiosa. Non hai bisogno di preoccuparti di questi aspetti e puoi star certa che con il giusto tipo di alimentazione, dieta ed esercizio fisico potrai controllare e gestire il tuo disturbo.

Diagnosi

Se qualcuno nella tua famiglia soffre di scoliosi, è opportuno controllare che i più piccoli non soffrano di questo disturbo. Per determinare se tuo figlio soffre di scoliosi puoi sottoporlo a un semplice test da effettuare a casa che ti servirà inoltre per capire se hai bisogno di farlo visitare da un medico per confermare la presenza del disturbo.

Questo è ciò che devi fare per capire se devi visitare un dottore per confermare la presenza di scoliosi. Avrai bisogno di carta e penna per prendere nota elle osservazioni che farai. Avrai anche bisogno di alcuni piccoli pezzi di carta adesiva per segnare le posizioni sul corpo. Ora segui le istruzioni riportate in basso.

1. Chiedi a tuo figlio di piegarsi in avanti e disponi i pezzi di carta adesiva sulle ossa della colonna vertebrale che sporgono lungo tutta la schiena. Quando qualcuno si piega in avanti è più facile vederli. Per assicurarti di averlo fatto in maniera corretta, controlla che ci siano 6 pezzi di carta sul retro del collo, dodici sulla parte mediana della schiena e 5 sulla parte inferiore. Dovresti aver posizionato 23 pezzi di carta in tutto. Anche se non sei stata in grado di posizionarne ventitré non preoccuparti, non è sempre possibile trovare tutte le ossa sporgenti. Inoltre non significa nulla ai fini della nostra diagnosi e quindi non è necessario fare supposizioni in questo momento.

2. Chiedi a tuo figlio di mettersi in posizione eretta e rilassata. Osserva la linea formata dai punti per capire se è retta. Se la linea sembra storta o incurvata in qualche punto, prendine nota. Ti aiuterà fare un disegno della struttura del corpo umano ed evidenziare le aree specifiche dove compaiono le curve.

3. Annota anche alcuni aspetti specifici come

    a. Una spalla è più alta dell'altra – se si, quale?
    b. Le costole sono più alte da un lato – se si, quale?
    c. Una scapola è più protesa dell'altra – se si, quale?
    d. Un'anca è più alta dell'altra – se si, quale?
    e. La regione lombare è protesa all'esterno da un lato – se si, quale?

4. Chiedi a tuo figlio di piegarsi in avanti tenendo i palmi uniti. Osserva ancora gli aspetti specifici menzionati sopra e annotali su un pezzo di carta.

Se non hai visto una spalla più alta dell'altra, una protuberanza irregolare nelle scapole, un'anca più alta dell'altra, un lato prominente nella gabbia toracica, una curva irregolare nella regione lombare della schiena o se la linea composta da pezzetti di carta era diritta, allora non hai nulla di cui preoccuparti. Se invece hai osservato in tuo figlio la presenza di molti dei sintomi elencati sopra, è necessario portarlo da un medico per un'ulteriore conferma. Se hai riscontrato solo un paio dei sintomi elencati sopra, dovresti comunque visitare uno specialista per toglierti qualunque dubbio. Può essere che tuo figlio soffra di una scoliosi lieve che non sei riuscita a osservare correttamente. Prendere questo tipo di precauzioni è molto meglio che non far nulla e lasciare che la curva progredisca ulteriormente senza nessun tipo di trattamento.

Anche un medico con un occhio attento potrebbe tralasciare una curvatura scoliotica lieve a meno che non la stia cercando. Per questo è importante che tu richieda un esame specifico per rilevare la scoliosi, se c'è qualcuno nella tua famiglia che soffre di questo disturbo.

Quando ti sottoponi ad un esame di controllo per la scoliosi, è probabile che il medico ti ponga delle domande sulla storia clinica della tua famiglia. Probabilmente ti verranno poste altre domande riguardo debolezza, dolore muscolare e limitazioni di attività.

Successivamente il medico potrebbe chiederti di spogliarti dalla vita in su, per identificare la natura della curvatura nella colonna vertebrale. Questo viene chiamato test di Adam con piegamento in avanti. Il test si svolge sporgendosi in avanti con le braccia ciondolanti, mantenendo le ginocchia dritte. Questo permette al medico di esaminare e valutare più facilmente l'entità della curvatura, la simmetria del corpo, delle spalle, delle anche e della gabbia toracica. Anche il raggio di movimento, la forza muscolare e i riflessi vengono generalmente esaminati durante questo tipo di visite. Se è la prima volta che ti sottoponi ad una visita medica, il dottore potrebbe prendere nota della tua altezza e del tuo peso corporeo in modo da prendere nota dei progressi nel caso si presenti una curvatura lieve. Questo test, tuttavia, non è totalmente affidabile. Non è in grado di rilevare molte curvature nella regione lombare e in generale il 15% di tutti i casi di scoliosi in generale. Di conseguenza, anche se è un test di controllo autorevole, non dovrebbe essere utilizzato esclusivamente questo, ma dovrebbe essere integrato con altri controlli.

In alcuni casi può essere utile un test scoliometrico. Questo tipo di test viene condotto con l'ausilio di uno strumento che misura la portata della curvatura nella colonna vertebrale. Puoi anche usare l'applicazione ScolioTrack per iPad, iPhone e dispositivi Android. È una maniera innovativa per misurare lo stato della scoliosi nella comodità di casa tua proprio come farebbe un medico nel suo studio. Grazie a questa applicazione non è necessario che tu ti sottoponga a radiografie che ti fanno consumare soldi e tempo nelle cliniche. Puoi anche annotare in che modo la curvatura progredisce. Puoi scaricare l'applicazione usando un qualsiasi smartphone. Per maggiori informazioni su ScolioTrack, controlla la parte del libro dedicata alle risorse per i lettori.

A questo punto, se il medico sospetta la presenza di scoliosi, viene richiesta una radiografia totale sotto carico della colonna vertebrale. Questa viene eseguita su due piani, quello frontale o posteriore e quello laterale o sagittale. A seconda della gravità della curvatura riscontrata sulle prime radiografie, potresti aver bisogno di sottoporti nuovamente a questo controllo ogni tre mesi o ogni anno, se richiesto da un medico. Di solito questo tipo di azione si intraprende per controllare la progressione della curvatura.

La misurazione in angoli Cobb viene utilizzata per quantificare la gravità della curvatura vertebrale. L'angolo viene misurato dalla vertebra maggiormente inclinata nella zona superiore della curvatura fino alla vertebra maggiormente inclinata nella zona inferiore della curvatura. Se vi sono più curve, questo procedimento può essere svolto in due zone diverse della colonna vertebrale.

Il test di adam con piegamento in avanti

Il test con piegamento in avanti viene utilizzato principalmente dalle scuole e dai medici per rilevare la scoliosi. Durante il test, il bambino si piega in avanti a piedi uniti e ginocchia dritte, con le braccia avanti a se. Qualunque tipo di squilibrio nella gabbia toracica o altre deformità lungo la colonna vertebrale possono rappresentare un segnale della presenza di scoliosi.

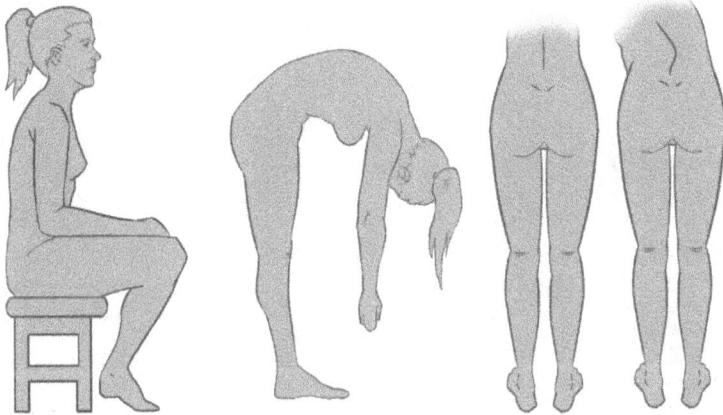

Il test con piegamento in avanti, tuttavia, non rivela le anormalità della regione lombare, una zona dove la comparsa di scoliosi è molto comune. Poiché il test tralascia circa il 15% di tutti i casi di scoliosi, molti esperti non lo raccomandando come unico metodo di rilevazione della scoliosi.

CAPITOLO 5

Le conseguenze della scoliosi sulla salute

Ora che sappiamo cos'è la scoliosi, i vari fattori che possono causarla, i sintomi e le probabilità di trasmetterla a tuo figlio, dovremmo osservare in dettaglio le conseguenze della scoliosi sulla salute.

L'associazione tra scoliosi e gravidanza e le preoccupazioni riguardo il fatto di soffrire di scoliosi durante la gravidanza sono ovvie. Tutti quanti sappiamo che portare in grembo un bambino non è facile. La madre deve vivere con un essere vivente al suo interno per un periodo di nove mesi, che nell'ultima parte diventa estremamente difficile da gestire per via del peso corporeo in più.

Molte donne in attesa si preoccupano di come il proprio disturbo peggiorerà durante la gravidanza, il trauma che dovranno affrontare durante il parto e gli effetti che il disturbo avrà sul proprio bambino. Prima del 1950, era ampiamente diffusa la credenza che la gravidanza potesse causare un aumento significativo della curvatura. Veniva ritenuto inoltre che la scoliosi riducesse di molto la fertilità. Gli studi hanno dimostrato nel tempo che queste concezioni erano errate.

Alcuni pensano che la curva nella colonna vertebrale aumenti all'aumentare del peso che deve essere trasportato durante tutto il periodo della gravidanza. Potresti anche pensare che la pressione su varie parti del corpo dovute dell'espansione dell'utero risultino in una situazione dove la scoliosi peggiora nel tempo. Molti di noi sanno che le alterazioni del corpo causano nelle donne vari problemi e il mal di schiena è uno dei più frequenti durante il terzo trimestre. È comune avere paura di sviluppare problemi cronici alla schiena in seguito alla gravidanza.

Anche se possono sorgere complicanze nelle donne in gravidanza affette da scoliosi, molte di queste dipendono dalla gravità del disturbo e il modo in cui gestisci la gravidanza. L'unica cosa di cui ti devi preoccupare, se soffri di una lieve scoliosi, è la dieta che consumi e alcuni esercizi specifici. Queste sono cose che tutte le donne in gravidanza dovrebbero prendere in considerazione.

Tuttavia, in alcuni casi in cui la scoliosi è moderata o grave, potresti soffrire di dolore alla schiena di intensità superiore al normale. Le ricerche mostrano che quasi l'80% delle persone ha la probabilità di soffrire di mal di schiena durante il corso della propria vita, e di conseguenza, è normale nel caso di una donna in gravidanza, dal momento che il bambino influisce sulla postura della madre mentre i muscoli addominali si tendono al massimo dei propri limiti per fare spazio al feto. Questo è un processo che può durare dall'ultima parte del secondo trimestre sino al parto, a volte anche successivamente. Tuttavia, la buona notizia è che esistono dei modi che ti assicurano di gestire correttamente il mal di schiena e di mantenerlo sotto controllo con i giusti esercizi.

Chi soffre di una forma grave di scoliosi può riscontrare fiato corto o altri tipi di problemi nella respirazione. Questo è qualcosa che potresti riscontrare durante il terzo trimestre, quando il bambino è voluminoso e preme sul diaframma. Ancora una volta, questo è un disturbo che molte donne affrontano quando entrano nel terzo trimestre. Nel tuo caso però può essere maggiormente prominente e cospicuo. Ciò significa che occorre un trattamento più attento e mirato, in modo da assicurare che non si presentino problemi respiratori. Per maggiori informazioni in proposito, consulta la sezione che riguarda in dettaglio l'ultimo trimestre.

Riuscire a gestire il dolore, di conseguenza, diventa un aspetto essenziale e importante della scoliosi in gravidanza. Questa è una cosa che dovrai considerare molto prima del parto, poiché il dolore può essere difficile da gestire nel momento in cui devi anche sostenere il bambino.

Il parto potrebbe essere diverso se soffri di scoliosi in maniera grave. C'è chi è abbastanza fortunata da affrontare un parto normale nonostante la scoliosi, a seconda della curvatura e della gravità del disturbo. Tuttavia, altre donne potrebbero aver bisogno di una epidurale o addirittura di un parto cesareo. La decisione finale riguardo il tipo di parto che dovrai affrontare dipende dal tuo dottore e dovrebbe essere presa basandosi sulla tua salute, sulla posizione del bambino durante il parto, sul livello e sulla curva della scoliosi e su altre potenziali complicanze. Molte donne hanno scoperto che è possibile svolgere un normale parto vaginale pur soffrendo di scoliosi.

L'unica cosa da ricordare è che devi essere informata e consapevole dello stato della tua scoliosi e riferirlo al ginecologo durante la prima visita, in modo che consulti uno specialista o un chiropratico per capire come portare avanti la gravidanza e quali precauzioni in particolare devono essere prese per assicurarti una gestazione sicura e salutare per te e il tuo bambino.

Se ti sei sottoposta ad un'operazione chirurgica per correggere la scoliosi, dovresti aspettare da sei mesi a un anno prima di concepire. Questo perché il corpo deve risanarsi prima di essere in grado di sostenere il fardello della gravidanza. Dovresti anche consultare il tuo medico prima di pensare al concepimento, poiché ogni situazione è differente e deve essere trattata in maniera individuale.

Detto questo, è importante ricordare che la scoliosi in gravidanza non aumenta il rischio che la curva progredisca, tranne in casi gravi o se non vengono prese le giuste precauzioni riguardo lo stile di vita, l'alimentazione e l'esercizio fisico. Stare seduti a lungo in un posto può predisporre allo sviluppo della scoliosi nei soggetti a rischio di osteoporosi o di ernia del disco.

È stato condotto uno studio in cui sono state studiate e analizzate 355 donne affette da scoliosi che avevano già compiuto la maturità scheletrica (Risser 4). Queste donne sono state divise in due gruppi. Il gruppo A, formato da 175 donne che avevano già affrontato almeno una gravidanza, e il gruppo B, formato da 180 donne che non ne avevano ancora affrontata una. Le donne dei due gruppi sono state accoppiate a seconda del trattamento cui erano sottoposte per correggere la scoliosi. È stato notato che in entrambi i gruppi la curvatura progrediva di qualche grado. L'estensione della progressione è stata di più di 5 gradi nel 25% dei casi e di più di 10 gradi nel 10%, un fenomeno rilevato in maniera simile in entrambi i gruppi. Questo studio dimostra che il livello di progressione della curvatura non può essere assolutamente attribuito alla gravidanza.

È stato inoltre notato che l'età delle donne durante la gravidanza non influiva sulla progressione. Quando sono state studiate le cartelle cliniche delle donne del gruppo A, non è stato riscontrato nessun segno di complicanze durante il parto, tranne che per quattro donne. Ci sono stati alcuni parti cesarei, ma non erano collegati in nessun modo alla scoliosi.

Il dolore alla schiena è uno degli aspetti della gravidanza che deve essere gestito accuratamente. È stato riscontrato in circa il 50% dei casi di donne affette da scoliosi durante la gravidanza. La capacità di gestire il dolore dipende dalla sua locazione, lombare o sacroiliaca. Alcuni esercizi specifici, mobilità ridotta e l'uso di una sedia a rotelle durante gli ultimi mesi, insieme ad altre terapie, sono dei metodi riconosciuti per la gestione del dolore e di conseguenza sono raccomandati.

Anche se non ci sono dei medicinali specifici per il trattamento della scoliosi, potresti assumere dei farmaci per alleviare il dolore. Se prendi dei medicinali per il trattamento della scoliosi devi chiedere un consulto al tuo ginecologo. Alcuni di questi farmaci sono ritenuti essere causa di malformazioni congenite nei bambini e devi esserne consapevole ancora prima di pensare al concepimento. E sempre meglio interrompere l'assunzione di questi farmaci alcuni mesi prima del concepimento anziché pentirtene successivamente.

Altri aspetti di cui ti devi preoccupare quando pianifichi una gravidanza e soffri di scoliosi sono i disturbi intestinali e vescicali. Chi ha già di questi problemi si accorgerà che i disturbi aumentano durante la gravidanza. A volte questi problemi sfociano nell'incapacità di spingere durante il parto e necessita il ricorso alla ventosa o alla forcipe.

L'unica cosa di cui non devi preoccuparti è ciò che il tuo bambino passerà durante il parto se soffri di scoliosi. In gran parte dei casi, il tipo di parto dipende da altri fattori oltre che dalla scoliosi. Potrebbe

capitare che il bambino si trovi in posizione podalica o che la cervice non si apra. È raro che venga effettuato un taglio cesareo solo per via della scoliosi.

Le probabilità che tuo figlio soffra di scoliosi congenita non sono più alte perché soffri di scoliosi. Tuttavia tuo figlio ha un'alta probabilità di contrarre una scoliosi idiopatica e questo è qualcosa di cui devi essere consapevole per gli anni a venire.

CAPITOLO 6

Trattamenti convenzionali per la scoliosi

Le opzioni di trattamento che il dottore potrebbe consigliarti dipendono da vari fattori che includono aspetti quali l'estensione della curvatura, l'età, il raggiungimento o meno della maturità scheletrica, condizioni generiche di salute e l'ubicazione della curvatura.

A seconda della gravità della tua scoliosi, puoi essere in grado di condurre una vita normale senza alcun problema. Tuttavia, è noto che la scoliosi può causare una riduzione dell'aspettativa di vita di 14 anni, in media. È inoltre noto che la scoliosi può causare ulteriori complicanze durante la gravidanza, anche se non ti impedisce di avere un parto normale. Ci sono delle complicanze che devi conoscere e prevenire per condurre una gravidanza sicura.

Molti dottori tendono a consigliare il metodo "aspettiamo e vediamo come progredisce" per la scoliosi. Questo perché non esiste una cura convenzionale e permanente che i moderni specialisti possano offrirvi per la scoliosi. Per scoliosi moderate, i medici sono più propensi a raccomandare un monitoraggio continuo della curva attraverso visite di controllo e radiografie, per verificarne la progressione.

Per curvature superiori a 25 gradi è molto probabile che ti venga prescritto di indossare un busto ortopedico, mentre per curve superiori a 40 gradi potresti addirittura finire in sala operatoria. Questi trattamenti verranno illustrati successivamente, ma ricorda che se soffri di scoliosi puoi ancora prevenirne la progressione. Puoi anche beneficiare di un trattamento o di una terapia che ti permetta di ridurre le possibilità di trasmettere questo disturbo al tuo bambino.

La mancanza di opzioni di trattamento da parte dei dottori non desta sorprese. Il problema è che non sono consapevoli di tutti i trattamenti che possono aiutarti a curare totalmente la scoliosi. Questo è dovuto al fatto che la maggior parte delle scoliosi che viene diagnosticata è di natura idiopatica. Sino ad ora i medici non hanno capito quali siano i fattori che provocano una curvatura anomala della colonna vertebrale e possono solo supporre quali siano i fattori scatenanti della scoliosi: se sia dovuta a un sottosviluppo della struttura scheletrica, ad anomalie del tessuto connettivo o ad altre influenze genetiche ed ambientali.

Nel caso in cui il medico prescriva delle opzioni di trattamento attive, lo strumento maggiormente consigliato è il busto ortopedico. Esistono molti tipi di busti ortopedici e molti prendono il nome dell'istituto che li ha sviluppati. Nel tuo caso la scelta del busto da utilizzare deve essere compiuta basandosi sull'estensione e sull'ubicazione della curvatura. Alcuni dei tipi più utilizzati sono:

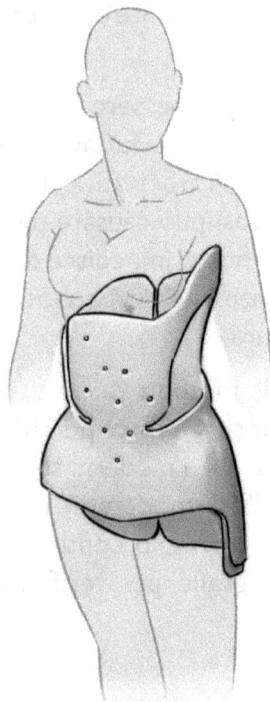

• **Il Corsetto Boston** — Chiamato anche Ortesi Toraco-Lombo-Sacrale, il corsetto Boston viene normalmente indossato sotto le ascelle. Per questo motivo viene a volte chiamato "busto ascellare". Questo busto è stato creato appositamente per chi soffre di scoliosi e considera le curve naturali del corpo. La plastica viene modellata a seconda della forma del corpo e previene la progressione della curva attraverso tre punti di pressione. Questo busto viene consigliato a chi presenta una curvatura anomala nella regione lombare o toraco-lombare e deve essere indossato per almeno 23 ore al giorno.

- **Il Corsetto Milwaukee** — Questo busto ortopedico, chiamato anche Ortosi Cervico Toraco Lombo Sacrale, è simile al corsetto Boston ma comprende un collare con delle barre verticali che lo collegano al resto del busto. Viene prescritto per curve nella regione toracica della colonna vertebrale e deve essere indossato per 23 ore al giorno.

- **Il Corsetto Charlestoon** — Questo busto ortopedico viene a volte denominato "notturno" poiché viene prescritto per essere indossato esclusivamente di notte. Il busto viene costruito con il paziente piegato di lato così, quando si trova in posizione normale, il busto esercita una pressione nella direzione opposta. Questo busto è efficace solamente quando la curva si trova sotto la scapola.

- **Il Corsetto Wilmingtong** — Anche questo corsetto viene fatto su misura ed è un ortesi a contatto totale. Viene prodotto un rivestimento corporeo con un apertura davanti che ne favorisce la rimozione e viene modellato in modo da trattare curve specifiche.

- **Il Corsetto Providence** — Questo busto ortopedico è costituito da un telaio acrilico che esercita delle pressioni correttive sul corpo del paziente. Per assicurare che i punti di pressione si trovino esattamente dove è necessario, vengono eseguiti dei calchi in gesso.

- **Il Corsetto Cheneau** — Sviluppato dal dott. Cheneau, questo busto corregge le ipocifosi toraciche. È fatto di polipropilene e ha un'apertura in velcro sul davanti. Questo busto punta a correggere la scoliosi in maniera tridimensionale.

- **Il Corsetto SpineCor** — È un busto ortopedico flessibile che viene prescritto ai pazienti affetti da scoliosi idiopatica lieve, la cui curvatura va dai 15 ai 50 gradi. Il paziente dovrebbe indossare il busto per almeno 20 ore al giorno. Quando viene prodotto, ci si aspetta che il paziente che lo indossa cresca e, di conseguenza, il busto si adatta a questo aspetto. Le parti del busto devono essere cambiate circa ogni anno e mezzo o due. Questo tipo di corsetti è estremamente efficace nei pazienti affetti da scoliosi idiopatica giovanile.

Anche se pensi che il busto ortopedico sia un'opzione di trattamento non invasiva e può di conseguenza essere provata, dovresti sapere che non aiuta realmente in caso di scoliosi neuromuscolare o congenita. È inoltre noto per essere meno efficiente per le scoliosi infantili, giovanili o adolescenziali.

Uno studio condotto nel 1984 afferma che i busti ortopedici garantiscono un leggero, seppur insignificante, miglioramento in chi l'ha usato. Tuttavia, osservazioni hanno mostrato che il 75% del gruppo di controllo non presentava una scoliosi di natura progressiva. Di conseguenza, l'ipotesi che la progressione della curva scoliotica possa essere controllata e ridotta potrebbe non essere chiara quanto si immagini. La United States Preventive Services Task Force affermò nel 1993 che "oltre a correzioni temporanee delle curve scoliotiche, non esistono sufficienti prove per affermare che i busti ortopedici limitino la naturale progressione del disturbo".

La dott.ssa Dolan e il dott. Weinstein hanno condotto, nel 2007, uno studio successivamente pubblicato sullo Spine. Lo studio stabiliva che l'osservazione senza intervento, come anche l'uso del busto ortopedico, non aveva alcun impatto sul disturbo. Entrambe queste opzioni di trattamento non erano efficaci nell'evitare un trattamento chirurgico. Ogilvie e altri hanno condotto una ricerca all'Axial Biotech nella quale hanno studiato la progressione della curva scoliotica e altri aspetti correlati, confrontando i pazienti in busto ortopedico con il valore atteso dagli altri pazienti, basandosi su conoscenze genetiche. Lo studio dimostrò anche l'inefficacia dei busti ortopedici nei casi di scoliosi.

Lo Spine Journal del settembre 2001 conteneva un articolo intitolato L'Efficienza dell'Utilizzo di Busti Ortopedici nei Pazienti di Sesso Maschile Affetti da Scoliosi Idiopatica. Quest'articolo affermava come nonostante l'utilizzo del busto, il 74% dei pazienti mostrasse una progressione della scoliosi di 6 gradi. Inoltre, il 46% dei soggetti che utilizzavano il busto ortopedico raggiungevano un livello di curvatura tale da richiedere un intervento chirurgico.

Anche il Children's Research Center di Dublino, in Irlanda, pubblicò un articolo dove veniva affermato:

"Dal 1991, nel nostro centro non vengono più prescritti busti ortopedici ai ragazzi affetti da Scoliosi Idiopatica Adolescenziale (SIA). Non si può dire che questi forniscano vantaggi significativi per il paziente o per la comunità".

Nonostante siano stati condotti diversi studi, non c'è ancora una risposta definitiva che ci permetta di dire con certezza se indossare un busto ortopedico possa aiutare a ridurre la progressione della scoliosi o meno. Il dottor Matthew B. Dobbs, un chirurgo ortopedico pediatrico al St. Louis Children Hospital e un collaboratore della Washington University affermano: "Anche se il busto ortopedico, utilizzato per rallentare la progressione scoliotica nei pazienti affetti da SIA, è stato utilizzato per circa 30 anni negli Stati Uniti, la validità di questo trattamento rimane incerta. Ci sono pazienti che pur usando il busto ortopedico, vedono progredire la propria scoliosi, e pazienti affetti da SIA che non usano nessun tipo di busto senza soffrire di ulteriori progressioni." La Washington University School of Medicine di St. Louis sta partecipando ad uno studio per capire il modo in cui i busti ortopedici agiscono su diversi tipi di curve scoliotiche. Si prevede che questo studio fornisca delle risposte e dia una panoramica di quelle curve su cui il busto ha più probabilità di avere successo. Anche i ricercatori e gli specialisti ritengono che ciò aiuterà a compiere una maggiore selezione nella prescrizione di busti ortopedici.

Le ricerche condotte sino ad oggi non sono state in grado di affermare inequivocabilmente che il busto ortopedico sia un efficace opzione di trattamento per la scoliosi. Il dott. Stefano Negrini dell'Istituto Scientifico Italiano Colonna Vertebrale di Milano, ha affermato, assieme ai suoi colleghi, che non esiste una prova decisiva riguardo l'efficacia del busto ortopedico come terapia. Neanche la piccola ricerca che mostra l'efficacia del busto ortopedico è decisiva nelle proprie conclusioni.

Molti nel campo dei trattamenti per la scoliosi sono in attesa dello studio multimilionario della durata di cinque anni in corso di svolgimento da parte del National Institute of Arthritis and Musculoskeletal and Skin Diseases. Si prevede che lo studio risponda a molte domande riguardo l'effetto del busto ortopedico e di altri trattamenti per la scoliosi, sempre che venga condotto in maniera obiettiva, imparziale e accurata.

Basandoci sulle informazioni di cui disponiamo ad oggi, non siamo in grado di affermare se l'uso del busto ortopedico sia un opzione efficace o meno. O meglio, gli studi non sono stati in grado di dimostrare in maniera definitiva che indossare un busto ortopedico permetta di migliorare il livello della scoliosi riducendo l'ammontare della progressione, evitare il ricorso ad operazioni chirurgiche o essere d'aiuto in qualunque modo. Sono talmente tanti i fattori che condizionano il modo in cui la scoliosi progredisce che non è possibile determinare se il miglioramento sia avvenuto grazie all'utilizzo del busto ortopedico o sia dovuto a fattori genetici, nutrizionali, fisioterapici o ambientali.

Gli inconvenienti per chi indossa un busto convenzionale sono molti. Per cominciare, è estremamente scomodo. È molto appariscente, cosa che imbarazza molto le adolescenti. Dovendo rivestire completamente il tronco, il busto da una forma strana al corpo, facendolo sembrare ingombrante e procurando molto fastidio in chi lo indossa. Inoltre, molti dei dottori che prescrivono il busto ortopedico, suggeriscono di indossarlo per almeno 23 ore al giorno per essere efficace. Questa protesi claustrofobica non lascia un attimo di tregua.

Con molta probabilità nessun dottore vi dirà mai ciò, ma la pressione che il busto esercita sul corpo ne riduce la naturale mobilità. Può, inoltre, indebolire il tronco nel tempo e condurre ad atrofia muscolare. Il corpo si abitua talmente tanto ad avere indosso il busto ortopedico per tutto il tempo, che la colonna vertebrale perde la propria naturale forza.

Abbiamo anche parlato degli aspetti psicologici riguardo l'uso di busti correttivi. Immagina di rimanere in un calco per tutto il giorno e per tutta la notte. E peggio di vivere in un'armatura, perché quella almeno puoi sfilartela dopo poche ore e non ti costringe esercitando pressione sul tuo corpo per tutto il tempo. Uno studio condotto recentemente ha mostrato che il 60% delle persone che utilizzano un busto ortopedico ritiene di essere rimasta menomata dall'utilizzo dello stesso, mentre II 14% lo ha considerato un trauma psicologico. Vorresti che succedesse anche a te e a tuo figlio? Questa è una domanda che ti verrà posta ad un certo punto e potrebbe essere d'aiuto ricordare queste informazioni, prima di decidere di indossare un busto correttivo o di farlo indossare a tuo figlio.

Un altro aspetto che prova l'inefficacia del busto ortopedico è il numero invariato di procedure chirurgiche per correggere la scoliosi. Il busto ortopedico viene utilizzato dalla maggior parte dei medici per trattare la scoliosi, ma ogni anno vengono compiuie almeno 30.000 interventi di chirurgia vertebrale, e circa uno su tre viene compiuto per correggere gravi casi di scoliosi. Queste operazioni non sembrano diminuire e continuano ad essere offerte come unica opzione di trattamento in caso di forme acute di scoliosi.

È sempre una buona idea essere a conoscenza di tutti i pro e i contro riguardo i busti ortopedici, visto che esistono alcuni studi che ne provano l'efficacia. In assenza di altri trattamenti, questa è l'unica terapia che di solito viene presa in considerazione. A prescindere da ciò che deciderai dopo aver parlato col medico che ti segue, assicurati di prendere una decisione solamente dopo aver valutato tutti gli aspetti dell'uso di un busto ortopedico, specialmente se questo tipo di trattamento viene suggerito ad un adolescente.

Tipi di chirurgia vertebrale

Esistono anche diversi tipi di procedure chirurgiche per trattare gravi casi di scoliosi.

L'asta di Harrington

L'asta di Harrington è stata una delle operazioni più comuni usate nell'ambito della chirurgia vertebrale, sostituita nell'ultimo decennio da procedure più moderne. In questo tipo di operazioni, veniva utilizzata un'asta di acciaio che si estendeva dalla zona inferiore a quella superiore della curva scoliotica. Questa agevolava la fusione delle vertebre nel punto in cui era necessaria la correzione. Venivano anche inserite delle pinze nelle ossa con la funzione di ancora per le aste, che erano sospese. Il decorso postoperatorio prevedeva l'uso di un busto ortopedico per mantenere la postura eretta in modo da garantire la correzione durante la guarigione e l'allettamento per un periodo che andava dai tre ai sei mesi. In molti casi l'asta poteva essere rimossa alcuni anni dopo l'avvenuta correzione, ma solitamente non veniva fatto a meno che non si presentasse un infezione che rendeva necessaria la rimozione.

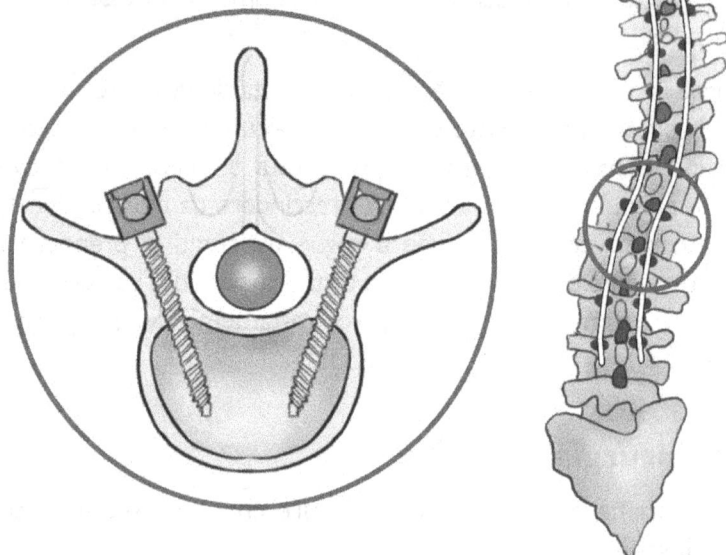

Sezione trasversale della vertebra dopo l'operazione chirurgica

Vengono installate delle viti nei peduncoli della vertebra, e ganci di titanio del diametro di 0,6 centimetri vengono filettati sulle teste.

Esempio di procedura chirurgica che mostra la strumentazione utilizzata.

Questa tecnica presentava alcuni svantaggi immediati. Prima di tutto, questa procedura era estremamente difficile da gestire per gli adolescenti. Il periodo di allettamento che variava dai tre ai sei mesi poteva alterare la vita del ragazzo per molto tempo. In molti casi si riscontravano correzioni dal 10% al 25%, ma la procedura non era in grado di correggere la rotazione della colonna vertebrale. Molte delle persone che hanno affrontato questo tipo di intervento hanno finito per soffrire di sindrome della schiena dritta, poiché la correzione raddrizzava la naturale curva della regione lombare tendente all'interno, chiamata lordosi. Nel tempo questa sindrome causava disturbi in posizione eretta.

Se hai sviluppato, dopo questo intervento, la sindrome della schiena dritta, potresti soffrire di più durante la gravidanza. L'asta di Harrington può anche provocare il fenomeno di aggravamento rotatorio. Questo disturbo avviene quando una parte della colonna vertebrale continua a crescere dopo la parziale fusione posteriore determinando lo sviluppo di una curvatura, poiché distorce la colonna vertebrale parzialmente fusa. Anche se questo disturbo non avviene in soggetti maturi, c'è un'alta possibilità che si verifichi tra i soggetti di età inferiore agli 11 anni.

La tecnica Cotrel-Dubousset

Questo tipo di procedura è considerata migliore dell'asta di Harrington. Viene ritenuta efficace nel correggere sia la curvatura che la rotazione della colonna vertebrale e di conseguenza è un passo avanti alla procedura precedente. Anche le possibilità di soffrire di sindrome della schiena dritta sono estremamente basse. Delle barre parallele vengono reticolate per garantire una stabilità migliore alle vertebre fuse e il decorso postoperatorio dura solamente tre settimane.

Lo svantaggio maggiore di questa tecnica è che l'operazione è estremamente complicata e difficile da eseguire. Vengono utilizzati molti reticoli e sono molto pochi gli specialisti che riescono a compiere questo tipo di operazioni senza complicanze.

L'impianto del Texas Scottish-Rite Hospital (TSRH)

Questa procedura è simile, nella sua struttura, a quella di Cotrel-Dubousset. L'unica differenza è l'uso di ganci e asticelle in un reticolo più levigato, più facili da rimuovere o regolare in caso sia necessario qualche mese dopo l'operazione. Gli svantaggi sono gli stessi menzionati per la tecnica Cotrel-Dubousset.

Impianto di Luque

Questa è un'altra procedura utilizzata dai chirurghi per correggere la scoliosi. Questa procedura può aiutare a mantenere intatta la curva tendente all'interno della regione lombare e si riteneva fosse sufficientemente valido da non richiedere l'utilizzo di un busto ortopedico nel decorso postoperatorio. Tuttavia, è stato osservato che, senza l'uso del busto correttivo, la correzione ottenuta grazie all'operazione chirurgica diminuiva nel tempo. Un'altra procedura utilizzata in alcuni casi è la Wisconsis Segmental Spine Instrumentation (WSSI), che purtroppo presenta le stesse controindicazioni associate all'impianto di Luque e all'asta di Harrington.

Un altro tipo di operazione chirurgica divenuta molto popolare in questo periodo è la toracoplastica. Questa procedura riduce il dislivello tra le costole che si verifica in caso di scoliosi. A volte questa operazione viene eseguita in aggiunta alla fusione vertebrale e provoca forti dolori alle costole e, inoltre, si corre il rischio di ridurre le funzioni polmonari. Quando questa procedura viene eseguita assieme alla fusione spinale, il tempo necessario per completare l'operazione si allunga, determinando una maggiore perdita di sangue e un'anestesia prolungata. È stato inoltre osservato che questo tipo di operazione può, in alcuni casi, portare ad una perforazione della pleura, che provoca l'ingresso di sangue o aria all'interno della cavità toracica.

Di norma i chirurghi hanno sempre preferito un approccio di tipo posteriore e l'incisione è sempre stata praticata sulla schiena del paziente. Tuttavia, oggigiorno si preferisce ad usare un approccio di tipo anteriore, in cui l'incisione viene praticata attraverso la parete toracica. Questa scelta riduce le possibilità che si verifichi il fenomeno dell'aggravamento rotatorio, rispetto all'incisione posteriore. L'approccio anteriore è inoltre migliore nel correggere le curve della regione toraco-lombare. L'approccio posteriore viene eseguito specificamente in casi che necessitano una riduzione della curva sagittale (ipercifosi) e se c'è un'alta probabilità di contrarre un infezione polmonare o toracica.

Quando si tratta di salute, nessuna operazione ha il 100% di probabilità di riuscire. Infatti, quando ci sottoponiamo a procedure invasive, ci esponiamo a molte complicanze che potrebbero verificarsi durante l'operazione. A molti pazienti viene richiesto di donare il sangue prima dell'operazione per compensare alle eventuali perdite, una cosa molto stressante per chi è già preoccupato riguardo l'operazione e il suo risultato. Alcune tecniche endoscopiche poco invasive sono in corso di studio per ridurre al minimo le perdite di sangue durante l'operazione chirurgica.

Come in tutte le procedure chirurgiche, la sezione del corpo aumenta le possibilità di contrarre infezioni. Le infezioni più comuni sono quelle legate al pancreas e alle vie urinarie e per prevenirle è necessaria l'assunzione di antibiotici nel decorso postoperatorio.

Una delle più gravi complicazioni dovute alla chirurgia vertebrale è quella di tipo neurologico. Colpisce l'1% dei pazienti che si sottopone all'operazione chirurgica, con un rischio maggiore per quelli più anziani. Alcune conseguenze derivanti da questa complicanza includono indebolimento muscolare e paralisi.

La pseudoartrosi è una complicanza che avviene in seguito alla chirurgia correttiva in cui la fusione vertebrale non guarisce correttamente e porta allo sviluppo di pseudo-articolazioni nella colonna vertebrale. Ha un'incidenza del 20% ed è più comune quando si usa un approccio anteriore. Questo tipo di disturbo può risultare estremamente doloroso e impossibile da gestire e può portare, nel tempo, allo sviluppo di ernie del disco. Nel corso del tempo, questo disturbo influisce sulla forza muscolare, sulla mobilità della zona inferiore del corpo e sull'equilibrio.

È stato osservato che circa due mesi dopo l'operazione chirurgica, una percentuale rilevante di adulti e bambini ha riscontrato dei disturbi polmonari. Questa complicazione è stata riscontrata in chi soffriva di scoliosi secondaria. Altri disturbi legati alla correzione chirurgica delle curve scoliotiche includono calcoli biliari, pancreatite, blocchi intestinali e altri problemi dovuti a dislocazione, rottura o arrugginimento dei ganci.

Nel corso degli anni, questo tipo di operazioni sono state reinventate e migliorate per includere opzioni che permettano l'applicazione di cambre sui corpi vertebrali, l'applicazione di aste che crescono insieme al corpo e il fissaggio anteriore delle vertebre. Molte procedure chirurgiche vengono dichiarate poco invasive.

Le complicanze derivanti da operazioni chirurgiche per la correzione della scoliosi sono troppe per essere ignorate e bisogna considerare, inoltre, l'elevato costo della procedura. Questo costo si aggira intorno ai 120.000 dollari a operazione negli Stati Uniti. Poco meno della metà dei pazienti sembra acquisire delle disabilità a prescindere (o probabilmente per colpa) dell'operazione chirurgica e l'altra metà torna alla condizione preoperatoria entro un massimo di 22 anni. Oltre al costo esorbitante dell'operazione in sé, bisogna ricordare che ci potrebbero essere, e di solito ci sono, procedure che richiedono altre spese. Le complicazioni come l'allentamento delle aste, la rottura dei ganci e altro potrebbero necessitare delle riparazioni che richiedono altri interventi chirurgici.

Ci crederesti che un quarto delle persone che si sottopongono ad operazioni chirurgiche sperimentano disturbi motori dopo che l'operazione è stata completata? Ci sono persone che arrivano al punto di affermare che le complicazioni avvenute in seguito all'operazione sono maggiori e più difficili da affrontare della scoliosi in sé.

Considerando questi fatti, nessuno consiglierebbe di affidarsi a questo trattamento per la scoliosi. Non ha senso se si hanno complicazioni postoperatorie o se si torna allo stato preoperatorio dopo del tempo. Sì, alcuni affermano che delle procedure sono poco invasive, ma quando un'operazione è invasiva non c'è nessuna differenza tra "molto" e "poco". Inoltre, quando il corpo umano viene aperto per qualsivoglia procedura chirurgica, non importa quanto piccola sia la sezione o quanto stretta sia l'apertura, la possibilità che si verifichino delle complicazioni aumenta comunque. Qualcuno potrebbe pensare di correre questi rischi nel caso l'operazione chirurgica sia in grado di correggere il disturbo completamente, ma ciò non si verifica per la scoliosi.

Hai la possibilità di scegliere un trattamento che ti aiuti a gestire in maniera appropriata la tua scoliosi e che ti consenta di non dover prendere troppi medicinali che possono avvelenare il tuo corpo. Se vuoi correggere il tuo livello di scoliosi prima di concepire, rifletti attentamente prima di scegliere la chirurgia come opzione, poiché non fa altro che indebolire il tuo sistema, cosa non consigliabile se stai per ospitare un bambino dentro il tuo corpo.

La chirurgia ti impone di rimanere a letto per molto tempo prima di poterti rialzare. Se stai pianificando di avere un bambino, non ti basta un anno di convalescenza. Ciò significa che non è una buona idea correggere la propria scoliosi attraverso la chirurgia prima di rimanere incinta, poiché le complicazioni che comporta l'operazione non solo riducono la possibilità di gestire una gravidanza, ma possono anche influire sul resto della tua vita.

Dopo aver letto i dettagli riguardo le complicazioni e i rischi della chirurgia, oltre all'incertezza della correzione, ricorda che in caso venga diagnosticata la scoliosi a tuo figlio, dovrai compiere una decisione consapevole su un eventuale trattamento chirurgico per lui o lei. Prendi nota, invece, delle varie terapie nutrizionali e degli esercizi che possono aiutarti a prevenire la progressione costante della scoliosi. Ricorda ciò che hai letto sui busti ortopedici. Molto probabilmente non è qualcosa che vorresti affrontare o che vorresti che tuo figlio affrontasse, poiché è un'opzione di trattamento troppo rigorosa e debilitante.

Esistono altri metodi che non prevedono l'uso di busti ortopedici, medicine o chirurgia, ritenuti in grado di aiutare a risolvere i problemi riguardanti la scoliosi. Il metodo fisioterapico Schroth, in uso sin dal 1920, ha mostrato un certo successo. È stato sviluppato in Germania da qualcuno che soffriva personalmente di scoliosi, Katharina Schorth. Si ritiene che questa serie di esercizi, poi sviluppata in un vero e proprio programma, sia in grado di migliorare le curve scoliotiche del 10%. Oltre alla fisioterapia, è anche essenziale che chi soffre di scoliosi al punto di non poter svolgere un lavoro si sottoponga a terapia occupazionale. Di norma si dovrebbe fare in caso di scoliosi grave. Se soffri di scoliosi acuta e non ritieni di essere in grado di gestire la tua vita, devi contattare un terapista occupazionale per capire come poterti aiutare. Molto probabilmente alla diagnosi seguiranno una perizia, un intervento e una terapia.

Musculoskeletal Disorders nel settembre del 2004 ha riportato uno studio condotto dal dott. Mark Morningstar, dal dott. Dennis Woggon e dal dott. Gary Lawrence, fisioterapisti. Sono stati studiati 22 pazienti con un angolo di Cobb tra i 15 e i 52 gradi, a cui è stato prescritto un programma di riabilitazione che includevano correzione, esercizio fisico, stimolazione tramite vibrazioni e altro. Tra le 19 persone che hanno completato lo studio, si è verificata in media una riduzione del 62% e in nessuno dei casi si è verificato un aumento della curva scoliotica. Lo studio mostra chiaramente che esistono tecniche che consentono di gestire la scoliosi in maniera sicura attraverso terapia, esercizio fisico e riabilitazione.

Come futuro genitore, devi comprendere che le scelte che compirai potrebbero influire su tuo figlio in modi diversi. Di conseguenza, devi assicurarti di riuscire a gestire e trattare la tua scoliosi in modo naturale e in maniera che non ci siano rischi per il tuo sistema.

L'unica cosa che sappiamo per certo della scoliosi è che questo disturbo è ereditario. Il gruppo di James W. Ogilvie ha scoperto dei marcatori genetici, 2loci maggiori e 12 minori, in grado di aiutarti a capire lo sviluppo e la progressione della scoliosi. Ciò significa che si conoscono la predisposizione ereditaria alla scoliosi e il modo in cui ci si aspetta che progredisca. Dal momento che siamo a conoscenza di suddette informazioni, possiamo personalizzare dei programmi per trattare questo disturbo.

Molte volte i trattamenti convenzionali non funzionano perché agiscono sui sintomi e non sulle cause del disturbo. Questo riguarda tutti i trattamenti che non provano a guarire l'individuo ma semplicemente la curva scoliotica. È importante che ogni trattamento venga personalizzato in base ai fattori biochimici, meccanici, neurologici e metabolici che compongono il sistema di ogni essere umano, come ho già dimostrato nel mio primo libro Il Tuo Piano per la Prevenzione e il Trattamento Naturale della Scoliosi. Un trattamento efficace non può andar bene per tutti i pazienti. Una terapia valida è quella che prende in considerazione la specifica curva scoliotica di un individuo e i problemi legati al suo stile di vita, alla sua alimentazione e ad altri fattori per creare un trattamento olistico personalizzato che include dieta, esercizio e cambiamenti nello stile di vita per renderti in grado di curare non solo i sintomi, ma il disturbo in maniera completa.

Quando vai dal dottore, lui sa già cosa prescriverti e con tutta probabilità se tua madre, tuo fratello o i tuoi amici sono andati dallo stesso dottore con gli stessi sintomi, lui finirà per prescriverti le stesse cose che ha prescritto loro. Molti dei medicinali che assumi ti aiuteranno a sentirti meglio perché riducono l'azione del sintomo. Ciò accade per tutti i tipi di malanni, dall'influenza, febbre, raffreddore e mal di testa fino alle malattie cardiache e alla scoliosi. Quando sopprimi i sintomi, stai dicendo al tuo corpo che ignori i messaggi che lui ti sta mandando. Questo perché i sintomi sono semplicemente un modo che utilizza il corpo per comunicare con te e per dirti che c'è qualcosa che non va e che necessita di attenzione. Se ti affidi all'approccio "cura rapida" e al "uccidi il messaggero" è probabile che tu non riesca a risolvere questi problemi completamente.

Il punto di vista che molte persone hanno sulla salute e unidimensionale. Queste persone osservano i sintomi e poi cercano un modo per sopprimerli. Questo è un mero approccio biologico alla materia.

Ciò di cui si ha bisogno, invece, è un approccio più olistico nel quale il medico comprende il paziente completamente. Il che significa comprendere gli equilibri fondamentali che esistono nel corpo e provare a rimuovere completamente gli squilibri. Questo libro è stato fatto in modo da realizzare ciò per te. Vuole aiutare quelle donne che soffrono di scoliosi a portare avanti una gravidanza sana senza il bisogno di assumere medicinali o di sottoporsi ad un'operazione chirurgica prima di rimanere incinte.

CAPITOLO 7
Prepararsi a una gravidanza in salute

n presenza di scoliosi o meno, prepararsi ad affrontare una gravidanza richiede molta responsabilità. Stai decidendo di mettere al mondo un altro essere umano ed è tua responsabilità fare tutto ciò che è in tuo potere per assicurarti che tuo figlio sia in salute. Devi adottare delle misure anche per te stessa, in modo da assicurarti una gravidanza il più possibile sicura e tranquilla.

È importante eseguire una buona pianificazione prima della gravidanza, in modo da garantirti per tutti i nove mesi e oltre un ottimo risultato. Una pianificazione è inoltre importante perché molti degli organi del bambino si sviluppano durante le prime settimane. Ciò significa che tuo figlio comincerà a svilupparsi prima ancora che tu ti renda conto di essere incinta. Se pianifichi la tua gravidanza, con tutta probabilità il periodo del concepimento sarà più semplice, e ridurrai le complicazioni che si verificano generalmente durante i primi stadi. Inoltre, sarai in grado di ristabilirti velocemente dopo il parto e ridurre il rischio che tuo figlio contragga problemi di salute, inclusa la scoliosi.

Il 90% delle coppie che prova a concepire impiega fino a dodici mesi. Di conseguenza, è importante che tu perda le tue cattive abitudini e ti prepari a mettere al mondo un nuovo essere umano, ma, se fosse necessario più tempo per concepire, non dar retta ai vari miti riguardo gravidanza e scoliosi. La capacità di rimanere incinta non è qualcosa che si può acquisire premendo un pulsante; non esiste una pillola magica che ti aiuti a concepire. Con tutta probabilità questo processo prenderà il suo corso naturale e il tempo che gli è necessario. Per questo motivo è meglio utilizzare i già noti principi come il conteggio dei giorni di ovulazione, invece di affidarsi a pillole o operazioni chirurgiche.

La maggior parte delle pillole che prenderesti aumenterebbe solamente il livello di sostanze chimiche nel tuo corpo, portando successivamente a diversi problemi. Le operazioni chirurgiche non sono solo molto costose, ma indeboliscono anche il tuo corpo, rendendolo incapace di gestire una gravidanza in maniera efficiente. Inoltre, non esiste una procedura che ti garantisca di concepire, che tu soffra di scoliosi o meno.

Prima di cominciare a capire cosa fare in modo da aumentare le probabilità di concepire, devi capire come funziona la fertilità. Katie Singer, che insegna il riconoscimento della fertilità dal 1997, è arrivata a sviluppare un metodo da seguire in pochi passi per aumentare le probabilità di concepire. Anzi, lei afferma di aver scoperto che, se eseguito correttamente, il metodo sintotermico è tanto efficace quanto la cura ormonale, e senza effetti collaterali.

È importante che tu comprenda la fertilità prima di attuare delle tecniche per aumentarla. Il corpo di una donna passa attraverso dei cicli di raffreddamento e riscaldamento, proprio come madre Terra. I livelli di secchezza e umidità determinano il livello di fertilità di una donna. Se ti stai sorprendendo leggendo queste righe, hai appena scoperto come la fertilità della donna e della terra sono collegate. Se conosci il modo in cui il tuo corpo funziona, riuscirai a capire quando sei più fertile. Per avere un quadro generale della situazione puoi osservare la temperatura basale al risveglio, il muco cervicale e cambiamenti nella cervice.

Potrà sorprenderti sapere che il numero totale di ovuli che una donna può produrre viene a configurarsi nel momento in cui il feto ha solo quattro mesi. Sono presenti numerosi follicoli nelle ovaie che ospitano gli ovuli non ancora maturi. All'inizio del periodo mestruale, una decina di questi follicoli rilascia estrogeni. Ciò causa una sensibilità accentuata nel sesso, nella preparazione dell'utero e nell'apertura della cervice. In questo stadio, inoltre, il corpo si raffredda. Di conseguenza i sintomi dell'ovulazione includono un calo della temperatura, mentre le variazioni di muco vaginale rappresentano l'ingresso nel periodo fertile.

È inoltre importante sapere che l'ovulo maturo rimane nella parte esterna della tuba di Falloppio per circa due giorni. L'ovulo potrebbe essere fecondato se è avvenuto un rapporto sessuale e se il muco cervicale è stato in grado di mantenere in vita gli spermatozoi. Dopo questo periodo, i follicoli cominciano a produrre progesterone, che prosciuga il muco cervicale e riscalda il corpo. La cervice inoltre si chiude e, se non c'è stata fertilizzazione, viene ricostituito un nuovo strato di endometrio.

Una delle cause più comuni di ritardo nel concepimento è il livello di grassi che il corpo contiene. Il livello di grassi nel tuo corpo può determinare le possibilità che hai di rimanere incinta e, per questo motivo, deve essere contenuto entro certi limiti. Troppo o poco grasso in corpo possono condurre a problemi di fertilità e, in alcuni casi, causare un malfunzionamento totale dell'apparato riproduttivo. Dati clinici sulla fertilità mostrano che il 12% circa delle cause di infertilità potrebbe essere risolto semplicemente attraverso la gestione del peso corporeo, raggiungendo un livello ottimale di grassi necessari al corpo per una gravidanza in salute.

Questo avviene poiché il corpo ha bisogno di estrogeno, un ormone indispensabile per la riproduzione. Quest'ormone è contenuto nel tessuto adiposo del corpo. Un basso livello di grassi indica un numero inadeguato di estrogeni e un alto livello di grassi significa invece che nel corpo ci sono troppi estrogeni, più di quelli necessari.

Puoi gestire da sola i tuoi problemi di peso, se vuoi assicurarti un concepimento più semplice. L'Indice di Massa Corporea è un'unità di misura in grado di dirti se sei sovrappeso, sottopeso o se hai un peso ottimale, rispetto alla tua altezza, necessario per il concepimento. L'IMC è uno strumento che può essere utilizzato per calcolare la massa corporea di chi ha già compiuto vent'anni. Le categorie di IMC per le donne sono:

- Sottopeso – Inferiore a 18,5
- Normale – Da 18,5 a 24,9
- Sovrappeso – Da 25 a 29,9
- Obesa – Da 30 in su

Se conosci il tuo peso e la tua altezza puoi calcolare in maniera semplice il tuo Indice di Massa Corporea. La formula per calcolare l'IMC è peso/altezza al quadrato. Questa è la formula da utilizzare se conosci se il tuo peso è espresso in chili e la tua altezza in metri. Tuttavia, se esegui il calcolo basandoti sulle unità di misura inglesi, dovrai fare qualche modifica.

Formula IMC inglese

Peso in libbre / [(altezza in pollici) x (altezza in pollici)] x 703

Formula IMC metrica

Peso in kg / [(altezza in metri) x (altezza in metri)]

Perché il Peso Aumenta

Alcune donne sono intimorite dall'idea di aumentare di peso. È importante capire che l'aumento di peso in gravidanza non deposita tanto grasso materno quanto si pensi. La tabella seguente mostra in che modo questi chili in più sono distribuiti nel corpo.

Scomposizione dell'Aumento di Peso		
(Tutte le misure sono approssimative)		
Bambino	7,5 lbs	3,4 kg
Placenta	1,5 lbs	0,7 kg
Liquido Amniotico	1,75 lbs	0,8 kg
Utero	2,0 lbs	0,9 kg
Tessuto Mammario	1,0 lb	0,40 kg
Aumento del Volume di Sangue Materno	2,75 lbs	1,25 kg
Liquidi dei Tessuti Materni	3,0 lbs	1,35 kg
Accumulo dell'Adipe Materno	7,0 lbs	3,2 kg
Totale Medio	26,5 lbs	12,0 kg

Una volta eseguito il calcolo dell'Indice di Massa Corporea, sarai in grado di capire se appartieni alla categoria sottopeso, sovrappeso o obesa. Se non ricadi nella fascia normale dell'IMC, ci sono delle probabilità che i tuoi problemi di fertilità siano legati al tuo peso corporeo. È molto comune, tra chi soffre di scoliosi, essere in sovrappeso a causa della mancanza di esercizio fisico. Chi non è riuscito a gestire il proprio disturbo consultando un chiropratico potrebbe notare di aver accumulato del peso senza accorgersene. In altri casi, l'accumulo di peso è dovuto a una depressione causata dal fatto di soffrire di scoliosi.

Alcune persone si preoccupano in maniera esagerata riguardo al proprio disturbo e decidono di ridurre la quantità di cibo consumato. In questi casi è normale ricadere nella categoria sottopeso.

Dopo aver identificato la categoria alla quale appartieni, puoi comunque perdere o accumulare peso per tornare a una condizione ottimale. È importante inoltre che tu assuma il giusto apporto di grassi, perché molti elementi nutritivi di cui avrai bisogno durante la gravidanza sono contenuti all'interno delle cellule adipose.

Non hai motivo di preoccuparti di ciò che mangi per paura di ingrassare. È arrivato il momento di rilassarti un po' e lasciarti andare. Inizia a consumare alimenti integrali che ti aiutino a integrare grassi buoni nel tuo corpo e monitorati continuamente in modo da non oltrepassare il tuo obiettivo.

Se sei sovrappeso o obesa, probabilmente avrai alti livelli di estrogeni nel corpo. Un alto livello di quest'ormone agisce in funzione di contraccettivo naturale, poiché le donne in sovrappeso che provano a concepire hanno più probabilità di fallire nel loro scopo.

Un appunto deve essere fatto anche riguardo al peso corporeo del tuo partner. Gli uomini in sovrappeso o sottopeso tendono ad avere una bassa conta degli spermatozoi. Assicurati che il tuo partner non sia sotto o sovrappeso.

Chi soffre di scoliosi spesso pensa di doversi sottoporre a un'operazione chirurgica prima di pensare a una gravidanza. Anche se la chirurgia è in grado di alleviare alcuni sintomi della scoliosi, è improbabile che venga curata del tutto.

Se decidi di sottoporti a una correzione chirurgica, dovrai aspettare dai sei mesi a un anno per poter anche solo provare ad avere un figlio.

Il Cleveland Clinic Journal of Medicine ha affermato che assumere pillole contraccettive è un metodo utile per regolarizzare il ciclo mestruale, specialmente per quelle donne che soffrono di Sindrome dell'Ovaio Policistico (PCOS), poiché esse sopprimono diversi tipi di funzioni che sono parte integrante del processo di maturazione dei follicoli, maturazione degli ovuli, emissione di estrogeni e altro. La parte peggiore è che la perdita di sangue che si verifica quando s'interrompe la pillola è una sorta di "sanguinamento da astinenza" e non il distacco delle pareti uterine, come avviene per le donne in salute.

Naturalmente esistono dei medici che prescrivono questi contraccettivi orali pur conoscendo gli effetti che hanno sul corpo. Questo tipo di crudeltà diventa ancora più bizzarra se pensi alla quantità di medicinali che vengono prescritti per aumentare la fertilità. Le medicine per la fertilità stimolano le ovaie e un gran numero di follicoli a maturare rispetto alla normale fisiologia del corpo. Ciò significa che il livello di estrogeni prodotto è quattro volte superiore rispetto al normale.

Un numero eccessivo di questi ormoni può essere molto pericoloso per la donna e per il bambino nato in questo modo. Sul foglietto illustrativo di questo farmaco c'è un elenco di effetti collaterali e controindicazioni, ma le parole sono scritte talmente in piccolo che avresti bisogno di una lente d'ingrandimento per poterle leggere e viene rilasciato solamente se lo si richiede specificatamente. La ragione è semplice: per legge le compagnie farmaceutiche sono tenute a dichiarare che il farmaco deve essere utilizzato per un numero massimo di tre, quattro cicli mestruali. Naturalmente i produttori non vogliono che i consumatori sappiano ciò. Ci sono donne che hanno assunto questo tipo di farmaci per più di dodici cicli senza sapere il male che stavano procurando a se stesse.

Tuttavia, tu puoi incrementare la tua fertilità in maniera naturale attraverso molti modi. Se pensi che il concepimento stia prendendo più tempo del previsto per colpa della scoliosi, puoi usare uno dei metodi olistici noti che ha già aiutato altre persone a concepire. Questi metodi non prevedono l'uso di farmaci, sostanze chimiche o altri metodi invasivi in grado di nuocerti in alcun modo.

Se la tua preoccupazione riguardo alla tua scoliosi e al tipo di gravidanza che dovrai affrontare è troppo grande, potresti avere difficoltà a concepire. L'ansia è strettamente collegata all'infertilità e ai disturbi del concepimento. Troppo stress e troppa apprensione possono alterare la chimica del tuo corpo. Anche la depressione può disturbare l'equilibrio chimico del tuo sistema e impedirti di concepire. Questo è un sistema che la natura in sé ha istituito. Se cadi in depressione o ti preoccupi troppo per qualcosa, non sei in grado di prenderti cura di una nuova vita. La natura cerca di evitare che chi non riesce a prendersi cura del bambino possa concepire.

Quando vuoi concepire, prova a tenere tutte le tue preoccupazioni a debita distanza. Leggi questo libro dall'inizio alla fine e allontana tutte le tue paure riguardo all'affrontare l'intero periodo della gravidanza con la scoliosi. Vai dal tuo ginecologo e dal tuo chiropratico e poni loro tutte le domande che ti vengono in mente. RILASSATI e lasciati andare! Più ci pensi e più ti viene difficile concepire. Se assumi medicinali per l'ansia o la depressione, devi interromperli immediatamente. Nonostante alcuni medici ti diranno che è normale assumere questi medicinali, anche se stai provando a rimanere incinta, ricorda che tuo figlio comincia a svilupparsi prima che tu ti renda conto di aver già concepito. Le controindicazioni di questi medicinali, come le benzodiazepine, includono difetti congeniti, sintomi di malattie perinatali, disturbi del comportamento, ipotermia, mancanza o perdita del tono muscolare e altro ancora. I metodi che dovresti utilizzare per ridurre ansia e depressione dovrebbero essere completamente naturali.

Puoi usare delle tecniche di meditazione per rilassarti. Inoltre, assicurati di essere circondata da persone positive, che non aumentano i tuoi livelli di ansia mettendoti in discussione e parlando di eventi negativi. Se stai in compagnia di persone positive, sarai in grado di rimanere calma. Iscriviti a un forum di donne che hanno già affrontato una gravidanza pur soffrendo di scoliosi e potrai condividere le tue preoccupazioni con loro. Se avrai la possibilità di incontrare donne che hanno già affrontato questa sfida con successo, la tua fiducia in te stessa aumenterà, ti sentirai meglio e sarai più rilassata riguardo al concepimento e la gravidanza.

Anche se ci vuole molto più tempo del previsto per portare a termine il concepimento, non lasciare che ciò ti preoccupi. Rimani rilassata, conta i giorni e prova di nuovo! Se il tuo peso rientra nella norma devi provare a concepire per almeno dodici mesi prima di adottare delle misure per aumentare la tua fertilità. Ricorda che la scoliosi non ha nulla a che fare con la velocità del concepimento.

Se pensi che la posizione che assumi durante il rapporto sessuale serva solo per divertirti, cambiare o mantenere le cose interessanti all'interno della coppia, potresti rimanere sorpresa. Alcune posizioni aiutano il concepimento, rispetto ad altre. Per esempio, quando la donna sta sopra, lo sperma deve combattere contro la forza di gravità per raggiungere l'ovulo. La posizione del missionario, in cui l'uomo sta sopra, è la posizione migliore da intraprendere se vuoi provare a concepire. E importante inoltre rimanere sdraiati dopo il rapporto. Ciò dà il tempo allo sperma di riuscire a raggiungere l'ovulo. Non aver fretta di alzarti e lavarti. Posiziona invece un cuscino sotto le anche per agevolare il passaggio dello sperma in direzione dell'ovulo.

Ci sono altri aspetti fondamentali sul concepimento da conoscere. Questi sono basati su osservazioni svolte negli anni. Il livello di viscosità del muco cervicale influisce sulla velocità di viaggio dello sperma verso l'ovulo. Più è fluido il muco cervicale, più è facile per lo sperma viaggiare in esso. Puoi assumere delle erbe che sono note per aumentare il muco cervicale, come l'ashwagandha o ginseng indiano, la shatavari, un particolare asparago selvatico, la yashtimadhu, un tipo di liquirizia, l'ashoka, detta anche saraca indica, e la kumari, o aloe vera. Puoi anche prendere nota dei progressi del tuo muco cervicale controllando tutte le mattine la carta igienica. La qualità del muco cambia a seconda del ciclo mestruale. Passa da appiccicoso e vischioso a lattiginoso nella consistenza, fino a diventare viscido e liquido come albume d'uovo. L'ultimo è il muco più fertile, il migliore poiché permette allo sperma di sopravvivere per lunghi periodi nel corpo fornendogli le giuste sostanze nutritive.

Com'è noto, le verdure a foglia verde e la frutta fresca rafforzano l'apparato riproduttivo. Anche se stai provando a concepire, non è necessario farlo come i conigli. Trattenerti dall'avere rapporti sessuali frequenti può aiutare il tuo partner a produrre uno sperma sano e resistente in grado di viaggiare per tutto il percorso fino all'utero prima di fermarsi!

Assicurati inoltre che anche il tuo partner stia facendo la sua parte per portare a termine con successo il concepimento. Se il tuo partner fuma, assicurati che interrompa quest'abitudine e che smetta di assumere qualunque tipo di sostanza illegale. Meglio indossare boxer rispetto agli slip; i pantaloni larghi e comodi sono migliori dei jeans attillati. Distanziare i testicoli dal corpo ne impedisce il surriscaldamento e assicura una maggiore produzione di sperma. Molte culture orientali ritenevano che l'uomo per concepire debba anche consumare una dieta ricca di sostanze nutritive, e avevano proprio ragione.

Fegato, peperoncino rosso, carote, albicocca e farina d'avena contengono una dose accettabile di vitamina A, la quale aiuta ad aumentare la conta degli spermatozoi. Heidi Murkoff, nel suo famoso libro Che Cosa Aspettarsi Quando si Aspetta, parla di come la mancanza di vitamina A sia collegata a un'insufficiente conta degli spermatozoi e di conseguenza all'infertilità maschile. Altri alimenti che possono aiutarti ad aumentare in maniera naturale i livelli di vitamina A sono: lattuga, spinaci, patate dolci e broccoli. La vitamina C influisce invece sulla motilità e sulla viabilità dello sperma. Anche gli antiossidanti contenuti in asparagi, piselli, pomodori cotti e fragole possono aiutare ad aumentare la conta degli spermatozoi.

Bassi livelli di zinco e piombo possono causare nell'uomo l'abbassamento del livello di testosterone. Anche questo può causare una riduzione della conta degli spermatozoi. Alti livelli di acido folico sono importanti sia nell'uomo sia nella donna, poiché un basso livello può condurre a un gran numero di anomalie cromosomiche.

Non considerare il concepimento come un compito. È qualcosa che devi condividere col tuo partner a prescindere dai calcoli e dalla pianificazione, quindi metti qualcosa di carino per lui e fai qualcosa che lo sorprenda poiché è noto che quando due partner godono del proprio rapporto avviene un miglior scambio di fluidi.

Prova a intrattenere il rapporto al buio per ridurre la produzione di melanina, un ormone in grado di regolare altri ormoni riproduttivi. A volte ciò può influire sul tuo ciclo mestruale per aiutare il concepimento.

Oltre alla tua mente, anche il tuo corpo ha bisogno di essere pronto per il bambino. Ciò significa che devi preparare un luogo sano in cui il bambino verrà accolto. Mentre alcune cose devono essere evitate, altre devono essere incluse nel tuo stile di vita. La maggior parte è collegata a ciò che assumi nella tua dieta e al livello di attività fisica che svolgi quotidianamente. In basso trovi una lista di cose da includere ed escludere nella tua dieta e nelle attività che svolgi per prepararti alla gravidanza.

Cosa includere

1. *Multivitaminici* — Cominciare ad assumere multivitaminici è una buona idea quando provi a rimanere incinta. È importante assumere vitamine da cibi naturali e integrali per massimizzare la quantità assorbita dal corpo. Quando il tuo corpo riconosce gli alimenti naturali che consumi, comincia ad assorbire le vitamine contenute nel cibo in maniera molto più efficiente rispetto a quando le assumi in pillole. I normali integratori multivitaminici sono prodotti chimici isolati e non sono salutari e benefici come gli integratori naturali.

2. *Acido folico* — L'acido folico è noto per la capacità di promuovere lo sviluppo neuronale del feto.

3. *Grassi* — Un livello relativamente alto di grassi è necessario per preparare il corpo alla gravidanza. Ciò è essenziale, comunque, se

non sei già in sovrappeso. È noto che i latticini interi aumentino la fertilità. È consigliabile utilizzare il burro per insaporire gli alimenti al posto della margarina o di oli vegetali. Altre alternative salutari riguardo ai grassi sono l'olio di oliva e di cocco.

4. **Proteine** — Un livello adeguato di proteine può iniziare a preparare il tuo corpo per quando il bambino ne avrà bisogno. A questo stadio dello sviluppo, le proteine sono un elemento nutritivo essenziale, ed è necessario fornirle al tuo bambino. Pesce, fagioli e uova sono un'ottima fonte di proteine durante la gravidanza.

5. **Olio di fegato di merluzzo** — Questo è un ingrediente in cui hanno creduto sia il mondo occidentale che quello orientale. Secondo la cultura popolare l'olio di fegato di merluzzo sarebbe stato impiegato in caso di infertilità. Studi recenti hanno dimostrato che aiuta ad aumentare la fertilità, assicurare una gravidanza più sana e a produrre un latte materno più ricco e più salutare.

6. **Zinco** — Lo zinco è riconosciuto essere un elemento eccezionale per le donne che soffrono di scoliosi. Anche il tuo partner dovrebbe includerlo nella propria dieta. Lo zinco contribuisce in maniera sensibile ad aumentare la fertilità maschile. I molluschi sono un'ottima fonte di zinco.

7. **Liquidi** — Assumi molti liquidi ma assicurati che siano quelli giusti. Bevi molta acqua, zuppa, tè alle erbe, latte per purificare il tuo corpo e mantenerlo pulito.

Cosa evitare

1. **Caffeina** — La caffeina è stata associata all'endometriosi, ovvero la presenza di endometrio che causa dolori premestruali e dismenorrea. Anche il tuo partner dovrebbe interromperne l'assunzione per assicurare una maggiore salute dello sperma.

2. **Alcol** — Anche se un bicchiere ogni tanto non t'impedisce di concepire, è stato osservato che moderati livelli di alcol inibiscono la produzione di estrogeni. Uno studio ha mostrato che se si riduce la quantità di alcol consumato a meno di cinque

drink la settimana, le possibilità di riuscire a concepire aumentano sensibilmente.

3. *Nicotina* — la nicotina è qualcosa da evitare completamente. È stato dimostrato che fumare distrugge gli ovuli e se per caso un ovulo danneggiato dal fumo venisse fecondato, c'è il rischio che il bambino possa soffrire di disturbi congeniti. Se sei una fumatrice, smetti subito evitando persino il fumo passivo e aspetta almeno tre mesi prima di provare a concepire.

4. *Droghe e farmaci* — Non mi riferisco alle droghe pesanti che tutti sappiamo essere dannose per il corpo. Mi riferisco a qualunque tipo di sostanza che stai assumendo. Se prendi delle medicine per via di un qualunque disturbo, devi contattare il tuo ginecologo e assicurarti che queste non siano pericolose per il bambino che vuoi provare a concepire.

Dopo aver fatto tutto ciò, se hai ancora problemi nel concepire, ci sono alcuni passi specifici che puoi compiere per assicurarti che lo sperma arrivi a destinazione durante l'ovulazione. Ciò potrebbe farti provare la sensazione di essere calcolatrice, ma è necessario che tu intraprenda delle azioni specifiche per avere successo nel tuo obiettivo. Alcuni segni ti diranno se sei vicina al periodo dell'ovulazione o se stai ovulando; in questo modo saprai quando è il momento di provare a concepire.

Puoi usare un termometro speciale per misurare la temperatura basale del tuo corpo. Questi particolari termometri sono in grado di aiutarti a monitorare anche i più piccoli cambiamenti di temperatura. Tieni un diario in cui annotare quotidianamente la temperatura. Nei giorni che precedono l'ovulazione, la temperatura del tuo corpo dovrebbe essere inferiore al normale, mentre durante l'ovulazione questa sale e rimane alta per alcuni giorni prima di ridiscendere in attesa del ciclo successivo. Assicurati di misurare la temperatura tutti i giorni alla stessa ora in modo che le variazioni diurne della temperatura non alterino i risultati.

Un altro elemento da monitorare per sapere quando avviene l'ovulazione è il muco cervicale. Prendi un fazzoletto di carta e passalo sull'area vaginale per monitorare il muco cervicale. Quando ti avvicini al periodo dell'ovulazione, il muco si presenta più lattiginoso e cremoso e successivamente diventa viscoso come l'albume dell'uovo. In quel momento sei in piena ovulazione.

Quando noti dei segni che indicano l'ingresso nel periodo dell'ovulazione, dirigiti subito a letto. Questi giorni sono i migliori per concepire. Oltre ad assicurarti di eseguire queste azioni per aumentare le probabilità del concepimento, assicurati anche di seguire la dieta menzionata sopra, normalizza il tuo peso corporeo e svolgi dell'attività fisica per migliorare la circolazione dell'organo riproduttore. Eseguire uno schema di esercizi yoga prenatali può aiutare il tuo corpo a prepararsi per accogliere il bambino, e inoltre ti rilassa in modo da poterti godere la gravidanza invece di doverlo considerare un obbligo.

Se non riesci a rimanere incinta, non devi subito precipitarti dal medico o in una clinica di fertilità. Cerca invece di tenere a mente che molte donne impiegano più di un anno a concepire. Prova i metodi descritti sopra per almeno un anno prima di prendere la decisione di rivolgerti a una clinica di fertilità. Concepire in maniera naturale è possibile e la tua scoliosi non ostacola questo processo. Non ti preoccupare se ti ci vuole del tempo per rimanere incinta.

Se devi farti visitare da un medico specializzato nella fertilità, fatti sottoporre a dei test sulla fertilità, incluso un test per la conta degli spermatozoi rivolto al tuo partner. Prima di sottoporti a qualunque cosa esegui semplici test non invasivi.

Un'ultima cosa, ma non per importanza: assicurati di essere emotivamente e finanziariamente pronta per avere un bambino. Quando metti al mondo un figlio, ci sono delle cose basilari cui devi pensare. Devi farlo star bene e devi potergli dedicare molto tempo, amore, affetto.

CAPITOLO 8

Ora che sei incinta: Il Primo Trimestre

Quando capisci di essere rimasta incinta è un momento di grande gioia. Non vedrai l'ora che accadano alcune cose e sapere che sta per venire al mondo una nuova vita riempie tutti di gioia in casa. Assicurati di goderti questo periodo e vivilo appieno.

Ci sono dei segnali che ti possono aiutare a capire se sei incinta. Se li conosci, potrai subito capire se fare un test di gravidanza a casa o in clinica per verificare le tue ipotesi. Ecco i sintomi:

- **Amenorrea** — È il sintomo più comune e riguarda l'assenza di ciclo mestruale. A volte il ciclo mestruale può saltare a causa di spostamenti eccessivi, affaticamento, disturbi ormonali, perdite di peso eccessive o per aver interrotto l'assunzione della pillola.

- **Nausea mattutina** — È una sensazione di nausea accompagnata a volte da vomito. Anche se viene chiamata nausea mattutina, può avvenire più volte il giorno. Può svilupparsi in qualsiasi momento tra la seconda e l'ottava settimana di gravidanza. La nausea può anche essere causata da cibi guasti, stress emotivo o altri disturbi.

- **Minzione frequente** — Il bisogno di urinare spesso è un altro sintomo della gravidanza che spesso si sviluppa tra la seconda e la terza settimana successiva al concepimento. Può anche essere un sintomo di diabete, stress o infezioni del tratto urinario.

- **Formicolio o rigonfiamento dei seni** — Il seno comincia a cambiare sin dal momento del concepimento.

Noterai altri sintomi durante il primo trimestre, inclusi l'imbrunimento delle areole (l'area che circonda i capezzoli), la comparsa di linee blu e rosa sotto la pelle del seno e voglie incontrollate di cibo.

Molte donne scelgono di verificare la propria condizione tramite l'utilizzo di test di gravidanza urinari, semplici kit che possono aiutarti a capire se sei incinta o meno. Il test rivela la presenza dell'ormone hCG (gonadotropina corionica) e indica il risultato in modo che possa essere compreso nella maniera più semplice . I risultati dei test fatti a casa sono molto accurati, ma se risulti positiva, e consigliabile che ti rivolga a un laboratorio di analisi per avere la conferma. L'unico inconveniente è che se per errore il test mostra un risultato negativo, potresti ritardare la tua prima visita. Un esame medico conferma la gravidanza con estrema sicurezza, poiché include l'esame dell'utero, che con molta probabilità si sarà allargato; o l'esame della cervice, che tende ad ammorbidirsi e cambia consistenza.

Con la gravidanza arrivano anche grandi responsabilità. Sentirai di voler fare tutto in maniera appropriata per non far del male in alcun modo al feto. Il tuo corpo si prepara ad affrontare dei grandi cambiamenti e dal momento in cui realizzi di essere incinta, probabilmente la gravidanza è già cominciata da alcune settimane.

Ci sono molte cose che dovrai sapere prima di cominciare ad addentrarci nello specifico. È importante che tu comprenda i cambiamenti che avverranno nel tuo corpo e cosa debba aspettarti dalle varie visite di controllo cui dovrai sottoporti da oggi in poi.

Una buona assistenza prenatale è una parte essenziale della gravidanza, di conseguenza assicurati di scegliere bene il medico che ti dovrà seguire. Cerca di scegliere qualcuno in cui riponi la tua più totale fiducia, in modo da poter facilmente parlare con lui o lei di ogni aspetto della tua gravidanza. Assicurati inoltre di comunicare al tuo ginecologo che soffri di scoliosi in modo che sia consapevole di ciò di cui si deve preoccupare. È una buona idea presentare il tuo ginecologo al chiropratico o al medico che ti ha in cura per la scoliosi, in modo che possano confrontare i propri appunti e offrirti l'alternativa migliore in termini di alimentazione, esercizio fisico e assistenza prenatale.

Anche se può sembrare prematuro, è utile iniziare a pensare al tipo di parto che vorresti eseguire, in modo da poterti preparare correttamente. Valuta se scegliere di eseguire il parto in sala, con la sedia olandese, in acqua o a casa. Sta prendendo piede anche il metodo Leboyer, in cui il parto viene eseguito dentro una vasca d'acqua a temperatura controllata per non risultare troppo violento per il nascituro. Le luci nella sala parto vengono affievolite per rendere più semplice il passaggio dall'utero buio alla luce del mondo. In questo tipo di parto non viene utilizzato il classico schiaffo sul sedere del bambino. Il cordone ombelicale viene mantenuto intatto fino a quando il bambino non viene presentato per la prima volta alla madre e viene staccato solo successivamente.

Esami o screening

Ora che sei incinta, è molto importante prendere in considerazione tutta la tua storia clinica. Devi valutare in particolare cose come: gravidanze precedenti o aborti, salute generale, alimentazione, livello di forma fisica corrente e parti cesarei multipli. Devi anche verificare che tuo figlio abbia lo stesso fattore Rh che possiedi tu, poiché una differenza di fattori Rh può causare problemi durante il parto e quindi è necessario che tu lo sappia. Se hai sofferto di fibromatosi uterina, endometriosi o insufficienza cervicale, è necessario che tu rimanga sotto la supervisione costante del ginecologo.

Durante il primo trimestre di gravidanza viene eseguito un test prenatale per determinare se il feto soffre di sindrome di Down. Il test coinvolge l'utilizzo di ultrasuoni per verificare la quantità di fluido dietro il collo del feto. Viene fatto anche un esame del sangue per controllare i livelli di proteina A e hCG nel sangue. Questo tipo di test viene eseguito tra la decima e la quattordicesima settimana di gravidanza. Un altro test che potresti valutare è il CVS, o villocentesi, noto per essere in grado di rilevare più di 3800 disturbi legati al corredo genetico. Tuttavia questo test richiede il prelievo di cellule della placenta per via vaginale.

Cambiamenti nel corpo

Il primo trimestre è quello in cui verrai a patti col fatto che sei incinta. Anche se non ne sei sicura, ci sono dei sintomi che t'indirizzano sulla strada giusta. Fisicamente avverti stanchezza e sonnolenza, "voglie" verso alcuni alimenti e repulsione verso altri, esigenza continua di urinare, nausea, vomito, bruciore di stomaco, indigestione e trasformazione del seno. Emotivamente c'è la possibilità che ti senta relativamente instabile con repentini cambiamenti d'umore e irritabilità.

Quando entrerai nel secondo mese, probabilmente avvertirai un aumento di peso. Anche la bilancia comincerà a mostrarlo. Con molta probabilità i sintomi descritti sopra continueranno ad aumentare. Potresti cominciare ad avere delle perdite bianchicce dalla vagina e dei leggeri mal di testa. Alcune donne provano pure un senso di vertigine e debolezza. Se ti senti debole, fai attenzione e non alzarti di colpo da seduta. Noterai anche che i vestiti ti stanno più attillati sull'addome.

Il terzo mese ha sintomi simili ma ricomincia a tornare l'appetito e ti accorgerai di mangiare di più. Questo è anche il periodo in cui riesci a realizzare a pieno il fatto di essere incinta e accetti i cambiamenti che stanno avvenendo nel tuo corpo. Dovresti iniziare a provare anche un senso di pace e di calma.

Essere a tuo agio a lavoro

Se hai un'occupazione, assicurati di essere a tuo agio sul posto di lavoro. Prenditi il tempo per consumare tre pasti bilanciati al giorno. La colazione dovrebbe essere abbondante e tranquilla. Il detto "la colazione è il pasto più importante della giornata" aumenta di valore durante la gravidanza. Mentre sei a lavoro cerca di fare un paio di spuntini sani in modo da calmare la fame o da non rimanere a stomaco vuoto se lavori fino a tardi.

Nonostante la continua necessità di urinare, bevi almeno due litri di acqua il giorno. Se trovi difficile andare e venire dal distributore, tieni a portata di mano una bottiglietta d'acqua e portala con te durante i meeting a lavoro. Indumenti comodi per la gravidanza sono molto facili da reperire oggigiorno, quindi non appena senti che la tua gonna o i tuoi pantaloni stanno diventando più aderenti, investi nell'acquisto di abiti adatti alla maternità e cerca di non indossare indumenti troppo stretti mentre lavori, in modo da non provare fastidio per tutto il giorno.

Non stare in piedi o seduta per troppo tempo. Ricorda questa cosa in maniera particolare perché diventerà sempre più importante nel proseguimento della gravidanza. Se il tuo lavoro consiste nello stare in piedi per molto tempo, potresti investire nell'acquisto di un piccolo sgabello su cui appoggiare un piede per dare un po' di sollievo alla schiena. Se invece stai alla scrivania, prenditi diverse pause per riempire la bottiglietta d'acqua o per andare al bagno in modo da ridurre la pressione. Usa una sedia comoda per lavorare. Se non ne disponi, chiedi al tuo superiore se può procurartene una progettata in maniera ergonomica per ridurre la pressione nella zona lombare. È importante per tutte le donne incinte e in maniera particolare per chi è affetto da scoliosi. Usa del tempo per rendere più confortevole la tua area di lavoro.

Evita di sollevare carichi pesanti e stai lontana dalle aree fumatori. Porta con te uno spazzolino per poterti lavare i denti dopo ogni pasto e, se soffri di nausea mattutina, può esserti d'aiuto accendere qualche candela o mettere in bocca una mentina.

Utilizza alcuni giorni di ferie e prenditi dei giorni di riposo, giusto per riposarti e rilassarti. Portati le cuffie al lavoro e ascolta della musica rilassante quando non devi fare qualcosa che richiede tutta la tua attenzione. Ascoltare musica può essere rilassante anche per il bambino.

Assicurati di capire ciò di cui il tuo corpo ha bisogno. Se un giorno ti senti particolarmente stanca, telefona al lavoro per dire che non andrai e chiedi se puoi lavorare o controllare le mail da casa, se pensi di potercela fare.

Aborto spontaneo

C'è un alto rischio di aborto spontaneo durante i primi tre mesi di gravidanza. Molte persone attendono fino alla fine di questo periodo difficile prima di annunciare la gravidanza ai propri cari. Sono diversi i fattori che possono causare un aborto spontaneo. Più preoccupanti, però, sono le dicerie legate a esso. L'aborto spontaneo NON è causato da problemi pregressi legati all'utilizzo della spirale intrauterina, aborti multipli, stress emotivo temporaneo, disturbi dell'apparato scheletrico come la scoliosi, lesioni o fratture minori, rapporti sessuali o attività fisica alla quale si è abituati.

I fattori che aumentano il rischio di aborto spontaneo di cui siamo a conoscenza includono malnutrizione, fumo, insufficienza ormonale, infezioni batteriche, disturbi cardiaci congeniti, disturbi renali, diabete e infezioni della tiroide. È importante che tu sia a conoscenza di questi aspetti in modo da prendere delle precauzioni supplementari. Tuttavia non è necessario che ti preoccupi di dolori e crampi occasionali o di perdite lievi.

Alcuni dei segni che possono far pensare a un aborto spontaneo includono crampi molto forti nella zona centrale del basso addome e sanguinamento. Devi iniziare a preoccuparti nel caso il dolore persista per un lungo lasso di tempo, per esempio un giorno intero. Perdite leggere per tre giorni consecutivi o una grande perdita di sangue devono essere subito portate all'attenzione del ginecologo.

Gestire lo stress

Non lasciare che lo stress influisca sul tuo stato emotivo per via della gravidanza o di altro, poiché potrebbe causarti insonnia, depressione o ansia: nulla di buono per la tua salute e per quella del tuo bambino. Lo stress può anche portarti a essere negligente nei confronti della tua gravidanza e sfociare in una mancanza di appetito o nel consumo di cibi non adatti alla tua condizione.

Se qualcosa t'infastidisce, è meglio che ne parli. Assicurati di parlare col tuo partner riguardo a ciò che stai affrontando. È molto importante soprattutto se non si sta documentando per conto suo riguardo ai cambiamenti che stanno avvenendo nel tuo corpo. Deve comprendere il livello di difficoltà che stai affrontando e i cambiamenti che stanno avvenendo nella tua vita in modo da adattarvisi e parteciparvi. Puoi anche parlare con parenti, amici, il tuo ginecologo e altre persone di cui ti fidi.

Siediti e pensa a cosa possa causarti stress. La maggior parte delle battaglie contro lo stress può essere vinta se sei in grado di identificarne la causa. È l'unico modo per poter fare qualcosa contro lo stress. Smaltiscilo dormendo, se è necessario, e assicurati di utilizzare tecniche di rilassamento per rimanere calma. Se ritieni che alcune situazioni specifiche ti causino troppo stress, liberatene subito.

Bruciore di stomaco e indigestione

Il bruciore di stomaco e l'indigestione sono molto comuni a causa della pressione esercitata dalla colonna vertebrale insieme a quella provocata dall'utero in espansione. La prima cosa che devi sapere è che anche se ti preoccupi di questo tuo disturbo, esso non influisce minimamente sulla salute del tuo bambino. Assicurati solamente che non influisca sulla dieta che dovrai seguire in questo periodo.

Una delle cause principali del bruciore di stomaco è la troppa indulgenza sul cibo durante la gravidanza, ma può essere causato anche da disturbi medici specifici. Nei primi periodi della gravidanza, gli alti livelli di progesterone e relaxina prodotti dal corpo tendono a rilassare il tessuto muscolare liscio del tratto gastrointestinale, lasciando che il cibo si muova verso l'alto, provocando di conseguenza bruciore di stomaco e gonfiore.

Se speri in un miracolo che allevi il tuo bruciore di stomaco, sappi che è impossibile portare avanti una gravidanza senza trovarsi ad affrontarlo. Tuttavia, il rallentamento del processo digestivo causato da questo disturbo aiuta il tratto intestinale ad assorbire una grande quantità di sostanze nutritive dal cibo che mangi in maniera più efficiente.

Ciò non significa che non puoi fare nulla per ridurre i sintomi del bruciore di stomaco o per evitare che si manifesti troppo spesso. Devi cercare di mangiare in maniera sana, ma senza accumulare troppo peso. Un peso eccessivo causa una pressione maggiore sullo stomaco e, di conseguenza, diventa più difficile cercare di alleggerirne il dolore. È una buona idea assicurarti che l'aumento di peso per trimestre sia nella norma. Dovrebbe oscillare tra i dieci e i quindici chili in totale, dal concepimento fino al giorno del parto. Dovresti aumentare di uno-due chili nel primo trimestre e tra mezzo chilo e un chilo alla settimana durante il secondo e il terzo. Fai dei pasti più leggeri ma falli più spesso, in modo di permettere al cibo di essere digerito prima di consumarne dell'altro. Non mangiare in fretta e furia. Prenditi tutto il tempo necessario per masticare e ingoiare. Prova a capire quali sono i cibi che ti causano bruciore ed eliminali dalla tua dieta.

Non indossare vestiti che ti stanno attillati sull'addome e non sdraiarti per qualche ora dopo il pasto. Appoggiati su un cuscino mentre dormi. Questo ti aiuterà anche quando entrerai nel terzo trimestre. Se i sintomi sono troppo forti per sopportarli, usa dei rimedi alternativi o cerca delle sostanze naturali con proprietà rilassanti del tratto gastrointestinale.

Costipazione

Un altro problema molto comune tra le donne incinte durante il primo trimestre è la costipazione. Gli stessi ormoni che hanno causato il rilassamento dei muscoli hanno provocato un'apatia muscolare nel basso addome, causando difficoltà nell'eliminazione delle feci. Anche se questo è un fenomeno comune tra molte donne in attesa, puoi fare qualcosa per alleviare la situazione.

Inserisci una grande quantità di fibre nella tua dieta e includi verdure fresche, frutta, cereali e frutta secca. Evita ogni tipo di alimento in scatola o trattato. Questo tipo di dieta non solo ti aiuterà ad alleviare la costipazione, ma ti fornirà anche una grande quantità di sostanze nutritive utili in questa fase della gravidanza. Bere molti liquidi ti aiuterà a combattere la costipazione in maniera efficace. Fai un risciacquo del tuo corpo bevendo liquidi e non ti dimenticare che l'acqua fa molto bene alla tua salute.

Non trattenerti dal defecare se sei impegnata in altro. Vai al bagno ogni volta che devi. Controlla gli integratori che assumi. Alcuni integratori di calcio e ferro causano costipazione e se pensi che ciò stia avvenendo, parlane col tuo medico di famiglia. L'esercizio fisico regolare può aiutarti ad alleviare questo problema. Tuttavia, considerando che soffri di scoliosi, assicurati di seguire il regime di esercizi approfondito nei capitoli successivi di questo libro, in modo da svolgere una corretta attività fisica da cui trarre beneficio e non causare ulteriori complicazioni.

Aumento di peso

È facile accumulare peso in gravidanza, soprattutto se si soffre di scoliosi. Svolgere attività fisica non è la prima cosa che viene in mente durante una gravidanza, considerando tutto quello che si sta affrontando. E quando ti trovi a dover affrontare anche la scoliosi, non è qualcosa che non vedi l'ora di fare. L'aumento eccessivo di peso può causare ulteriori disturbi e, di conseguenza, deve essere evitato ad ogni costo.

La cosa importante da notare è che non puoi smaltire il peso in eccesso, né puoi prevenire l'aumento di peso dei trimestri successivi perché il tuo bambino ha bisogno di un gran numero di sostanze nutritive per svilupparsi. Se hai accumulato peso in maniera eccessiva durante il primo trimestre, non puoi diminuire l'apporto nutrizionale nel secondo. Assicurati solamente di mangiare in maniera corretta durante il trimestre successivo.

L'aumento di peso durante la gravidanza dovrebbe avvenire in maniera ottimale. Il peso complessivo accumulato non deve essere inferiore ai dieci chili, ma non è consigliabile che sia eccessivo, perché può condurre a ulteriori disturbi. Secondo uno schema ideale, l'aumento complessivo di peso dovrebbe essere tra i dieci e i quindici chili: circa uno-due chili durante il primo trimestre, quattro-quattro chili e mezzo durante il secondo trimestre e tre-tre chili e mezzo durante il terzo.

Cosa ti attende durante il primo trimestre, settimana per settimana

Il conteggio delle settimane di gravidanza parte dalla quarta settimana; la prima settimana è quella in cui hai avuto il ciclo mestruale l'ultima volta. Ciò assicura che le date siano più accurate. In basso trovi un sommario dei cambiamenti che vedrai avvenire durante le varie settimane del tuo primo trimestre di gravidanza.

- ☐ **Quarta settimana** — Salta il ciclo mestruale, il primo indizio che ti fa capire di essere incinta. Saranno comuni nausea, vomito, vertigini, mal di testa, senso di gonfiore, perdita dell'appetito e aumento della frequenza di urinazione. Ad alcune donne capita di avere delle perdite leggere a causa dell'impianto. L'embrione sarà talmente piccolo (1 mm circa) da non influire sulla tua colonna vertebrale per il momento.

- ☐ **Quinta settimana** — Dalla quinta settimana dovresti cominciare a provare un senso di affaticamento. Avverranno dei cambiamenti ormonali che potrebbero farti sentire più irritabile ed emotiva. Comincerai a notare un ammorbidimento del seno. Dormire con un reggiseno sportivo può aiutarti. Nella maggior parte dei casi, le nausee mattutine compariranno durante questa fase, se non l'hanno già fatto. Potresti cominciare ad abituarti ad andare frequentemente in bagno per urinare.

- ☐ **Sesta settimana** — I sintomi descritti sopra diventeranno più intensi durante questa settimana, dato che il corpo sta lavorando duramente per prepararsi al bambino. Inizieranno le voglie verso determinati tipi di cibi e l'avversione verso altri. Assicurati di mangiare cibi sani e in quantità adeguate, anche se ti manca l'appetito. Il feto probabilmente misura poco più di cinque millimetri, dalla testa alla fine della colonna vertebrale, ma è difficile fare una stima precisa della misura, anche in questa fase.

- ☐ **Settima settimana** — Oltre ai sintomi iniziali, potresti notare la comparsa di costipazioni, perdite vaginali e salivazione eccessiva. Provare un senso di vertigine o capogiri, indigestione o gonfiore è comune. Questo è il momento in cui il tuo addome comincia a espandersi e potresti trovare difficile indossare vestiti attillati. Comincia a investire nell'acquisto di vestiti adatti alla maternità per sentirti a tuo agio.

- [ ] **Ottava settimana** — In questo stadio l'utero ha raggiunto le dimensioni di una mela. Sintomi come stanchezza, gonfiore al seno, acne e digestione lenta continueranno imperterriti. La digestione lenta causerà gonfiore, ma ti aiuterà ad assorbire il cibo che mangi in modo da assimilare più elementi nutritivi dagli alimenti che consumi. È consigliabile consumare pasti leggeri e frequenti ed evitare cibo grasso.

- [ ] **Nona settimana** — Assieme alla lunga lista di sintomi già descritti si aggiungeranno naso chiuso e bruciore di stomaco. Gli sbalzi di umore sono molto comuni e potresti scoppiare a piangere senza alcun motivo. Avvisa il tuo partner di questa possibilità, così che non venga colto alla sprovvista da questo tuo cambio di personalità.

- [ ] **Decima settimana** — in questa fase possono avvenire dei cambiamenti nella carnagione. Potresti notare la comparsa di macchie e foruncoli e potrebbe cominciare a notarsi un aumento del peso. Bisogna prestare particolare attenzione al cavo orale poiché nelle donne incinte può manifestarsi la gengivite.

- [ ] **Undicesima settimana** — In questo periodo l'utero comincerà a espandersi proprio sopra il confine dell'osso pubico. Ciò significa che molto presto anche il gonfiore dell'addome inizierà a essere visibile. Dovrai cercare di mantenere una buona postura per evitare il mal di schiena.

- [ ] **Dodicesima settimana** — L'ultima settimana del tuo primo trimestre preannuncia un periodo di serenità nella tua gravidanza e ti fa sentire bene. Aumenta il volume del sangue nel tuo corpo e l'attività di secrezione delle ghiandole sebacee rende la tua pelle più morbida e liscia. In molti casi svanisce la nausea mattutina. Anche se comincerai ad aumentare di peso, la sensazione di stanchezza diminuirà.

CAPITOLO 9
La gravidanza: Il secondo trimestre

L'arrivo del secondo trimestre porta una ventata di sollievo per molte donne incinte, poiché sembra essere il più facile da affrontare. Può, tuttavia, mettere alla prova chi soffre di scoliosi. Anche se avverti una riduzione dei sintomi che ti hanno accompagnato nel trimestre precedente, sappi che ci saranno nuove sfide che dovrai affrontare, dato che dentro di te sta crescendo un bambino.

Arrivata a questo punto, il tuo utero avrà raggiunto le dimensioni di un piccolo melone. Il bambino al suo interno misurerà circa 13 cm e peserà circa 150 g. Il corpo inizia a crescere a una velocità più alta rispetto alla testa, e di conseguenza è questo il periodo in cui assumerà le proporzioni di un essere umano. Alla fine del secondo semestre misurerà circa 30 cm, e peserà quasi 1 kg. Questo è anche il periodo in cui il tuo bambino inizierà a muoversi e a premere contro le pareti dell'utero. Anche se le sue corde vocali sono sviluppate, il bambino non parlerà dentro l'utero. Tuttavia è normale che gli venga il singhiozzo, una situazione che dovrai affrontare, ogni tanto.

Cambiamenti nel corpo

È probabile che i sintomi che hai avvertito negli ultimi tre mesi non spariranno subito all'inizio del secondo trimestre. Potresti provare un senso di stanchezza e sonnolenza, uniti a mal di testa occasionali. Dal momento che il tuo peso corporeo sta aumentando, potresti iniziare a sentire un rigonfiamento delle caviglie e notare la comparsa di vene varicose. Dal quinti-sesto mese faranno la loro comparsa anche i crampi alle gambe.

La difficoltà nel trasportare il bambino aumenta all'aumentare dell'area addominale. Potresti iniziare a provare forti mal di schiena man mano che vai avanti nella gravidanza. È consigliabile non assumere antidolorifici per alleviare il dolore, anche se potrebbe essere più intenso del normale a causa della tua scoliosi. Utilizza metodi alternativi per gestire il dolore e continua a eseguire gli esercizi elencati più avanti.

Potresti avere delle perdite biancastre. Durante il secondo trimestre queste perdite potrebbero intensificarsi. Non preoccuparti, perché sono una parte normale della gravidanza. Dalla fine del quarto mese inizierai a percepire i movimenti del feto. Il fatto che tuo figlio si muova e reagisca al suono della tua voce ti darà molta gioia. Anche se a volte, quando premerà su determinate aree, ti farà sussultare.

A seconda dei movimenti che il feto compie, potresti provare diverse sensazioni, come di farfalle nello stomaco, brontolii o come se ti dessero un pugnetto nello stomaco.

Lavorare fino all'ultimo giorno

Molte donne pensano sia meglio continuare a lavorare fino all'ultimo giorno di gravidanza, per avere l'opportunità di passare tutto il periodo di maternità e allattamento con il proprio bambino. Se anche tu ci stai pensando, prima di prendere una decisione è importante che tu sappia alcune cose. Devi stare molto attenta a ciò che il tuo corpo ti comunica. È stato provato che non c'è pericolo nel lavorare fino all'ultimo momento della gravidanza, anche se il lavoro è faticoso. Questo perché le donne che lavorano per molto tempo in piedi sono anche quelle più abituate a questo tipo di sforzo. Ascolta il tuo corpo e, se pensi di aver bisogno di riposate, prendi il permesso per maternità qualche giorno prima del previsto.

Le donne che raggiungono il secondo trimestre a volte sperimentano fiato corto o affanno: è una cosa comune. La colpa dell'affanno è degli ormoni, e anche se ciò non dovrebbe disturbare la tua routine quotidiana, dovresti astenerti da attività estenuanti. Se invece la sensazione di affanno si fa più intensa e le estremità del tuo corpo diventano bluastre, devi consultare immediatamente un medico.

Insonnia

A volte, a causa di stress, ansia ed eccitazione dovute alla gravidanza, unite al fatto che il pancione sta gonfiando velocemente, può essere difficile riuscire a prendere sonno. Anche se queste notti insonni ti fanno pensare a quelle che passerai quando il bambino sarà nato, è importante che riposi bene per permettere il corretto sviluppo del feto.

Anche se avverti un senso di stanchezza, cerca di evitare di dormire durante il giorno. Ciò non significa che non puoi sdraiarti per riposare di giorno. Guarda qualcosa alla televisione in posizione comoda o leggi un libro sulla gravidanza per prepararti all'arrivo del tuo bambino.

Cerca di creare delle abitudini serali che conciliano il sonno. Potresti cominciare dal consumo di un pasto frugale. Non trangugiare la cena troppo velocemente. Cenare in famiglia è sempre una buona idea, ma quando ciò non è possibile, siediti e consuma il tuo pasto in maniera lenta, parca, e distesa. Non consumare pasti troppo pesanti prima di andare a dormire e cerca di lasciare uno spazio di tempo di qualche ora tra la cena e il riposo. Segui la routine facendo un bagno caldo o intrattieniti con una lettura leggera e usa degli aromi che ti rilassino ancora di più.

Mantieni una buona atmosfera nella stanza in cui dormi. Assicurati che sia priva di rumori ambientali e che l'aria condizionata non sia né troppo fredda, né troppo calda. Tieni le luci spente e assicurati di non associare al letto nient'altro che il riposo. Leggere a letto o vedere la televisione da sdraiata può privarti del sonno. È inoltre essenziale l'uso di un materasso comodo. Sprimaccia i cuscini e mettili in modo che consentano alla schiena di riposare ed evitare bruciori di stomaco, se è uno dei sintomi che t'impediscono di dormire.

Bere molta acqua fa molto bene, ma l'urgenza di andare in bagno può tenerti sveglia per molto tempo. Cerca di ridurre il consumo di liquidi dopo le sei del pomeriggio per ridurre le visite al bagno.

Se sei abituata a dormire sullo stomaco, sarà molto difficile prendere sonno in gravidanza. È una situazione traumatica perché non riesci a essere pienamente a tuo agio come lo saresti nella tua posizione preferita. Dormire sulla pancia non è in ogni caso consigliabile, poiché esercita molta pressione sulla regione lombare della schiena, causando dolore. La posizione migliore per dormire e sdraiandoti su un lato. Puoi mettere una gamba sull'altra e posizionare un cuscino tra le due per ottenere il massimo comfort.

Mal di schiena

In aggiunta alla scoliosi, il tuo corpo sta attraversando diversi cambiamenti che causano dolore alla schiena. Le articolazioni del bacino, che generalmente sono molto stabili, iniziano ad allentarsi per preparare un passaggio largo e confortevole per il bambino. Inoltre, l'addome di dimensioni sproporzionate può causare dolore sia nella zona inferiore, sia in quella superiore della schiena. Quando curvi le spalle per tentare di mantenerti in equilibrio eserciti molta pressione sulla zona lombare, causando uno sforzo eccessivo.

La cosa migliore da fare è cercare in tutti i modi di prevenire questo tipo di dolore. La prima cosa che devi comprendere è che non è positivo sopportare un mal di schiena eccessivo. Devi fare il possibile per raggiungere il peso richiesto dalla tua gravidanza. Non cercare di ridurre la dose di sostanze nutritive che dovresti consumare. Ciononostante, un aumento eccessivo di peso non è neppure consigliabile.

Cerca di mantenere una buona postura e non stare scomposta mentre lavori al computer. Fai attenzione a come pieghi la schiena e se devi sollevare un carico da terra fallo piegando le ginocchia. Evita movimenti bruschi e cerca di sollevare oggetti usando le braccia anziché la schiena. Cerca sempre di sederti su una sedia comoda e che fornisca supporto alla schiena. Alzati ogni tanto, perché rimanere seduti nella stessa posizione per troppo tempo può causare forti mal di schiena.

Non è consigliabile indossare scarpe con tacchi molto alti in gravidanza. Riponi i tuoi tacchi a spillo (e anche quelli più corti) nell'armadio e assicurati che ci rimangano fino a quando sarai tornata al tuo peso pre-gravidanza, dopo il parto. Se hai difficoltà a gestire il tuo peso, chiedi al tuo medico se puoi indossare una fascia di sostegno per gravidanza.

Puoi ottenere del sollievo dal mal di schiena attraverso impacchi caldi e freddi. Metti un impacco con del ghiaccio sulla schiena per quindici minuti e successivamente metti un panno imbevuto di acqua calda per altri quindici minuti. Una buona idea potrebbe essere quella di visitare un terapista o un chiropratico per dare sollievo al dolore.

Placenta previa

Per far spazio alla crescita del bambino anche la placenta si muove dentro il tuo addome. Si stima che circa il 20%-30% delle donne presenti una placenta posizionata nella parte bassa dell'addome nel secondo trimestre. Questo disturbo viene chiamato placenta previa. Tuttavia, non è il caso di preoccuparsi in questo stadio, poiché la placenta continua a muoversi e in molti casi si sposta verso l'alto.

Accetta il dolore del parto e preparati ad affrontarlo

Sia per chi soffre di scoliosi, sia per chi non ne soffre, il dolore del parto è qualcosa che le donne devono accettare e affrontare. Alcune donne preferiscono non sapere nulla riguardo al dolore che proveranno durante la gravidanza. Ciò può farle sentire meno ansiose per un po', ma c'è il rischio che non siano preparate a ciò che potrebbe accadere.

Una scelta migliore è quella di prepararti a ciò che potrebbe accadere durante il parto. La preparazione consiste nel predisporre la tua mente e il tuo corpo al procedimento.

La prima cosa che avrai bisogno di fare è imparare come avviene un parto. Non tutti hanno il tempo di frequentare un corso prenatale e se sei tra queste, cerca di leggere il più possibile sull'argomento, perché ti aiuterà tantissimo. Non leggere solamente, devi anche esercitarti. Assicurati di svolgere gli esercizi di respirazione prenatale e quelli di Kegel per far in modo che il tuo corpo sia più flessibile durante il parto.

Anche se non è possibile negare i dolori del parto, ci sono alcuni lati positivi che riguardano l'intero processo. Per esempio, il travaglio non può durare in eterno e di conseguenza sai che prima o poi finirà. Un travaglio normale va dalle dodici alle quattordici ore e solo alcune di queste sono davvero difficili da affrontare. Un altro fatto è che questo dolore ha uno scopo ben preciso e probabilmente quando terrai il tuo bambino tra le braccia ti dimenticherai immediatamente del trauma. Man mano che il dolore aumenta, perdere di vista quell'obiettivo è naturale e, di conseguenza, non ti devi sentire in colpa.

Non far finta di essere più resistente di quello che sei e pensare di farcela da sola. Avrai bisogno di qualcuno che ti tamponi la fronte, ti massaggi la schiena, ti dia dei cubetti di ghiaccio da sciogliere in bocca e che ti aiuti a mantenere la calma e a respirare normalmente.

Non provare a fare la martire rifiutando totalmente degli antidolorifici. Se è qualcosa che ti sta particolarmente a cuore, parlane col tuo dottore e fai sapere la tua scelta al medico che ti aiuterà a partorire. Ricorda: il parto non è un test da passare o fallire. Non ti verrà consegnato il premio come madre migliore dell'anno se fai un parto vaginale o senza medicazione. Esistono molti metodi per partorire un bambino e il fatto che soffri di scoliosi non t'impedisce di fare una scelta tra quelle disponibili.

Corso prenatale

Il corso prenatale presenta molti vantaggi. Molti corsi considerano il fatto che soffri di scoliosi e possono raccomandarti esercizi adatti a te. Chiedi al tuo chiropratico se può raccomandarti qualche corso specifico. Se non riesci a trovare un corso adatto alle tue esigenze, fatti insegnare gli esercizi dal tuo medico, in questo modo farai la cosa giusta per te e per il tuo bambino.

Il corso prenatale ti consente di incontrare altri genitori in attesa e di conseguenza ti da l'occasione di parlare delle tue preoccupazioni, del tuo entusiasmo e di fare progressi assieme a loro. Considerando che anch'essi stanno affrontando una fase della vita simile alla tua, parlare con loro di ciò che provi sarà molto più semplice rispetto a discutere con chi non ha mai affrontato una gravidanza. Questi corsi inoltre aumentano la partecipazione del padre nel processo di gravidanza e nascita e ti preparano fisicamente e mentalmente ad affrontare il travaglio in maniera meno stressante grazie all'uso di esercizi di respirazione, tecniche di rilassamento e altro ancora.

Cerca dei forum su internet in cui puoi parlare con altre donne affette da scoliosi che hanno portato avanti la gravidanza, così da poter ascoltare le loro esperienze. In questo modo acquisterai più fiducia sull'esito della tua gravidanza e dovrai solamente prepararti ad affrontarla.

Un buon corso prenatale è quello che ti viene consigliato dal tuo medico di famiglia e dal chiropratico. Sarebbe l'ideale se ne trovassi uno specificamente adatto alle donne che soffrono di scoliosi. In un corso prenatale non dovrebbero esserci più di cinque-sei coppie di futuri genitori e dovrebbe includere discussioni sui diversi modi in cui è possibile partorire, l'uso di medicinali durante il parto, esercizi di respirazione, tecniche di rilassamento e una sessione in cui si possono fare domande.

Cosa ti attende durante il secondo trimestre, settimana per settimana

Il secondo trimestre viene considerato più semplice del primo. Tuttavia, chi deve affrontare gravidanza e scoliosi allo stesso tempo, si troverà di fronte a specifici cambiamenti.

☐ **Tredicesima settimana** — visto che il pericolo di aborto spontaneo si riduce con l'ingresso nel secondo trimestre, diminuirà anche il livello di stress. A questo punto dovresti esserti abituata all'idea di essere incinta. Questo è il momento in cui il tuo utero comincia a crescere e potresti sentire dolore nella zona addominale, dato che i legamenti si stanno allungando per agevolarlo. Il bambino dovrebbe aver raggiunto i sette centimetri e mezzo ed è inoltre in grado di muovere le gambe ma ancora è troppo presto per avvertire i calcetti.

☐ **Quattordicesima settimana** — Dal momento che ti senti più forte, potresti essere portata a lavorare più del solito. Ricordati che la cosa migliore è ascoltare il tuo corpo e in nessun caso devi sforzarti al punto da farti male alla schiena. Integra delle fibre nella tua dieta per aiutarti a gestire la costipazione. Alcune voglie di cibo potrebbero essere rimpiazzate da altre in questo stadio.

☐ **Quindicesima settimana** — Potresti essere più suscettibile alle malattie comuni, dato il basso livello di agenti immunitari. Cerca di concentrarti molto sull'igiene in questo stadio della gravidanza.

☐ **Sedicesima settimana** — Alcune donne cominciano a sentire dei piccoli movimenti del feto. La sensazione è quella di avere delle farfalle che si muovono nello stomaco piuttosto che i "calcetti" che sentiamo sempre nominare. Il bambino avrà raggiunto circa 13 cm di lunghezza e comincerà a fare pressione sulla tua colonna vertebrale.

☐ **Diciassettesima settimana** — Molte donne sentono il loro bambino muoversi in questo stadio, in cui è anche comune un aumento dell'appetito. Assicurati di consumare una dieta sana (che approfondiremo nel capitolo 11) adatta a donne incinte e affette da scoliosi, in modo da poter gestire sia la gravidanza che il tuo disturbo allo stesso tempo.

☐ **Diciottesima settimana** — L'utero a questo stadio ha raggiunto le dimensioni di un meloncino. Visto che il cuore sta lavorando di più per pompare sangue al feto, è normale provare sensazioni di mancamento e sentire la testa più leggera.

☐ **Diciannovesima settimana** — Un bambino molto più attivo, in grado di girarsi, dar calci, ruotare, muovere le braccia e le dita di mani e piedi, comincia a mettere a dura prova la tua schiena. Ciò non è molto incisivo per le donne incinte che non soffrono di scoliosi. Tu, invece, devi fare molta attenzione al mal di schiena e all'ulteriore pressione che questo esercita sulla tua colonna vertebrale.

☐ **Ventesima settimana** — La pressione esercitata dal bambino non è solo sulla schiena, ma anche sui polmoni, il che può causare fiato corto o affanno. La pressione esercitata dall'utero sulla vescica ti porterà a sentire l'esigenza di urinare più spesso. Assicurati di andare al bagno regolarmente e di non correre quando senti che sta per scappare: ciò potrebbe causare incidenti.

☐ **Ventunesima settimana** — Il centro di gravità del tuo corpo si sposta man mano che il pancione si gonfia. Cerca di non fare movimenti bruschi e muoviti lentamente quando ti siedi o ti rialzi. Devi continuare a mangiare in modo sano per mettere su il giusto quantitativo di peso. Parlane col tuo dottore e fagli monitorare il peso mese dopo mese.

☐ **Ventiduesima settimana** — Alcuni bambini raggiungono i 25 cm in questo stadio della gravidanza e man mano che l'utero si sposta sopra l'ombelico, potresti iniziare a notare la comparsa di smagliature.

☐ **Ventitreesima settimana** — In questo stadio cominciano ad apparire alcuni sintomi del terzo trimestre. Potresti avere a che fare con contrazioni di Braxton Hicks, bruciori di stomaco, crampi alle gambe e con una sensazione generale di disagio per via del pancione.

☐ **Ventiquattresima settimana** — Dovresti aver messo su dai dieci ai quindici chili, arrivata a questo punto. I movimenti del bambino potrebbero aumentare in maniera significativa.

☐ **Venticinquesima settimana** — L'utero eserciterà molta pressione sia sulla schiena, sia sul bacino. Premendo su particolari nervi, l'utero può causare disturbi come la sciatica, o dolore negli arti inferiori. Il dolore a schiena, gambe e natiche possono causare dei problemi in questo stadio della gravidanza.

☐ **Ventiseiesima settimana** — L'ultima settimana del secondo trimestre per molte donne rappresenta la comparsa delle contrazioni Braxton Hicks. Queste particolari contrazioni sono molto lievi e assomigliano ai crampi mestruali. È probabile in questo stadio provare anche dolore lungo il lato dell'addome, come fossero punture.

CAPITOLO 10
Gli ultimi tre mesi:
Il terzo trimestre

C on l'inizio del terzo trimestre sentirai che si avvicina l'inizio della fine. Molte donne continuano a sentirsi molto bene nell'ultimo trimestre. Molte altre invece cominciano a mostrare segni di stress. I dolori alla schiena e ad altre parti del corpo inizieranno a manifestarsi totalmente e potresti sentire di non assomigliare per nulla alla meravigliosa creatura in attesa che pensavi di essere. Molte donne vorrebbero che questo trimestre passasse letteralmente in un batter d'occhio.

Cambiamenti nel corpo

In questo stadio, la maggior parte delle donne è talmente abituata al fatto di essere incinta che non ci fa più caso. Nel terzo trimestre, durante il settimo e l'ottavo mese, raggiungerai il peso massimo della gravidanza, mentre nell'ultimo mese, avvicinandoti al parto, non accumulerai molto peso. I movimenti fetali s'intensificano e si fanno più frequenti. Il bruciore di stomaco e la costipazione tendono a rimanere ed è molto comune il gonfiore alle caviglie e le vene varicose. Potresti anche continuare ad avere difficoltà a respirare e a dormire con il pancione. Fanno la loro comparsa le contrazioni di Braxton Hicks, contrazioni lievi e indolori. Il seno continuerà ad aumentare di volume e potranno avvenire delle perdite di colostro durante gli ultimi mesi.

Dal punto di vista emotivo, ti passeranno molte cose per la testa. Sentirai come un climax di tutte le sensazioni che hai avuto sino ad ora. L'emozione data dall'arrivo del bambino, insieme alla prospettiva del dolore del parto, può causare sensazioni che non hai mai provato durante tutta la gravidanza. Probabilmente sarai stufa della gravidanza e vorrai che finisca il più presto possibile, ma usa tutto il tempo a tua disposizione per prepararti all'arrivo del bambino disegnando la sua stanzetta o comprandogli dei vestitini, perché una volta che il bambino sarà arrivato non avrai molto tempo.

Dolore alla schiena e alle gambe

Uno dei tanti effetti collaterali della maternità è il dolore a schiena e gambe. Nel tuo caso potrebbe essere aggravata dalla scoliosi preesistente. Con molta probabilità l'utero espanso esercita una pressione sui vari nervi della colonna vertebrale, il più comune dei quali è il nervo sciatico. Questo provoca una sensazione di intenso dolore a natiche, gambe e schiena, soprattutto nella regione lombare. Riposare in maniera corretta e applicare impacchi caldi e freddi possono darti sollievo dal dolore. Consulta il capitolo 12 in merito all'angolatura pelvica. Fatti visitare dal tuo chiropratico e chiedigli di suggerirti rimedi alternativi e naturali specifici per alleviare il dolore, se non riesci a sopportarlo.

Dispnea

Le donne incinte affette da scoliosi possono dover affrontare disturbi respiratori molto gravi, soprattutto durante l'ultimo stadio della gravidanza, quando il corpo esercita una fortissima pressione sulla schiena per mettere il bambino in posizione. Nel caso di donne la cui scoliosi è associata a disturbi neuromuscolari come la poliomielite o la distrofia muscolare, la grave riduzione di volume polmonare può portare a difficoltà respiratorie o disturbi polmonari

Ventilazione non invasiva

Allo scopo di effettuare una ventilazione non invasiva, può essere adoperato un piccolo macchinario per la respirazione su quelle donne incinte che presentano bassi livelli si ossigeno, specialmente per coloro la cui capacità vitale è inferiore a 11 o sperimenta debolezza muscolare. Un utilizzo corretto e un monitoraggio continuo di questa macchina assicurano il successo per entrambi, sia per il bambino, sia per la madre.

Sources:
- Simonds AK. Kyphosis and kyphoscoliosis. In Albert RK, Spiro SG, Jett JR, eds. Clinical respiratory medicine. New York: Mosby, 2004; pp 765-69.
- Shovin CL, Simonds AK, Hughes JMB. Pulmonary disease and cor pulmonale. In Oakley C, Warnes CA, eds. Heart disease and pregnancy. Oxford: Blackwell Publishing, 2007: pp 151-72.
- Shneerson JM, Non-invasive ventilation in pregnancy. In Non-invasive ventilation and weaning: principles and practice, Elliott M Nava S Schonhofer B, eds. London: Hodder Arnold, 2010; pp 496-98.

gravi. Per sapere di più sul volume polmonare, consulta la casella di testo in basso.

Alcune ricerche mostrano dei dati interessanti riguardo l'effetto delle capacità vitali sul livello di complicazioni che una donna incinta affetta da scoliosi può dover affrontare durante il terzo trimestre. Anche se i volumi polmonari sono un parametro utile, è stato osservato che donne con una capacità vitale attorno agli 0,8 l possono migliorare grazie a un supporto respiratorio. Difatti, l'esito risulta positivo a partire da una capacità di 1,25 l.

Tuttavia, volumi polmonari inferiori a questa capacità, possono creare problemi, primi tra tutti quelli caratterizzati dalla riduzione dei livelli di ossigeno, o ipossiemia. Generalmente, durante questo stadio, l'abbassamento dei livelli di ossigeno può peggiorare mentre dormi o svolgi attività fisica, causando la concentrazione di un gas di scarto, l'anidride carbonica. La casella di testo in basso spiega il concetto di ventilazione non invasiva, un metodo utile in grado di aiutare le donne incinte affette da scoliosi che soffrono di bassi livelli d'ossigeno.

Ventilazione non invasiva

Allo scopo di effettuare una ventilazione non invasiva, può essere adoperato un piccolo macchinario per la respirazione su quelle donne incinte che presentano bassi livelli si ossigeno, specialmente per coloro la cui capacità vitale è inferiore a 1l o sperimenta debolezza muscolare. Un utilizzo corretto e un monitoraggio continuo di questa macchina assicurano il successo per entrambi, sia per il bambino, sia per la madre.

Oltre ai volumi polmonari, anche gli ormoni possono essere ritenuti responsabili. I tre ormoni chiave, vale a dire estrogeno, progesterone e relaxina, vengono sottoposti a cambiamenti drastici durante la gravidanza. Questi sono, infatti, gli ormoni che causano l'ammorbidimento dei legamenti del bacino e delle vertebre finali per facilitare il parto. Il fiato corto che si osserva durante i primi stadi della gravidanza è in parte dovuto all'innalzamento del livello di progesterone. Il respiro può essere stimolato aumentando la frequenza respiratoria e l'intensità del respiro. Potrebbero verificarsi altri cambiamenti fisiologici, come l'aumento del volume di sangue.

Un'altra cosa importante da sapere di questo stadio è che le donne cui è stata diagnosticata una scoliosi adolescenziale hanno meno probabilità di avere bassi volumi polmonari. Per determinare il corretto funzionamento dei polmoni basta fare un test dei volumi polmonari.

Disturbi cardiaci e anomalie

In alcuni casi, la comparsa prematura di scoliosi è collegata a problemi cardiaci congeniti, come per esempio il difetto del setto atriale. Anche se disturbi come questo vengono rilevati e corretti in età infantile, è molto importante sottoporre il bambino ad un ECG e a un ecocardiogramma per escludere potenziali complicazioni. Fino a quando i livelli di ossigeno della madre e le funzioni cardiache rientrano nei valori richiesti, non ci dovrebbe essere nulla di cui preoccuparsi.

Pianificare il parto

Molte donne pensano che pianificare il parto le aiuti a proseguire e rimanere concentrate sugli ultimi tre mesi di gravidanza. Alcuni medici hanno un modulo pronto da compilare per i pazienti. Di norma la pianificazione include le preferenze dei genitori sull'ospedale dove far nascere il bambino e le procedure specifiche cui sono favorevoli. Non viene considerato come un tipo di contratto ma aiuta il medico a capire ciò che i genitori preferirebbero in merito al parto.

La pianificazione del parto include: il centro specifico in cui vorresti che avvenisse il parto, quanto tempo vorresti rimanere a casa da quando ha inizio il travaglio, cosa vorresti mangiare o bere durante il travaglio, la possibilità di camminare o rimanere seduta durante il parto, la personalizzazione degli ambienti in cui avviene il travaglio, l'utilizzo di una videocamera e la disponibilità di uno specchio per poter vedere il parto. La pianificazione specifica anche le preferenze riguardo alla scelta della tipologia di parto, somministrazione di oxitocina o di medicinali anestetici e antidolorifici, e utilizzo di forcipe, ventosa ostetrica o cesareo. Se hai il desiderio di tenere il tuo bambino in braccio e nutrirlo subito dopo il parto, informa prima il tuo medico, in modo da non farti sfuggire l'opportunità di conoscere il tuo piccolino.

Utilizzo di antidolorifici durante il travaglio e il parto

A prescindere da tutto ciò che viene detto riguardo la scoliosi e il travaglio, la prerogativa di decidere se utilizzare antidolorifici durante il travaglio e il parto spetta solamente a te. Esistono diverse alternative a che le donne incinte possono prendere in considerazione per lenire il dolore. Queste includono anestetici che intorpidiscono le sensazioni, analgesici che danno sollievo dal dolore e tranquillanti.

Il tipo di farmaco più comune durante il parto è il blocco epidurale, che può essere utilizzato sia in caso di parto vaginale, che cesareo. È il più comune per la sua capacità di rendere insensibile la zona inferiore del corpo senza dover ricorrere a un'anestesia totale e con un dosaggio molto basso. Alcuni temono che le controindicazioni di un blocco epidurale siano brividi, torpore prolungato e occasionali mal di testa post-parto. In realtà questi effetti collaterali sono molto rari. In alternativa al blocco epidurale, si può ricorrere al blocco del nervo pudendo. Questa opzione viene spesso utilizzata in caso di parto vaginale e viene somministrata nell'area perineale o vaginale. Non riduce il fastidio crescente provocato dall'utero, ma funge da antidolorifico in caso debba essere utilizzata la ventosa o la forcipe.

L'analgesico più comune utilizzato per lenire i dolori del parto è la petidina. Viene somministrata per via intravenosa ma deve essere ripetuta ogni tre-quattro ore. Opzioni mediche alternative disponibili per il travaglio e il parto crescono di giorno in giorno. Alcune donne scelgono di sottoporsi a ipnosi o a stimolatori elettrici transcutanei dei nervi (TENS). Un'altra alternativa comune è l'agopuntura, utilizzata a volte insieme a distrazione, idroterapia o terapia fisica. Tuttavia, queste terapie non sono state ricercate ampiamente. Sarebbe una buona idea se cercassi tu stessa e decidessi quale di queste opzioni ti mette più a tuo agio.

Presentazione del bambino

La posizione assunta dal bambino può essere rilevata dal medico attraverso la palpazione. La testa è di solito rotonda e liscia, mentre la parte opposta è quella dove, per intenderci, si può ascoltare il battito cardiaco del bambino.

La posizione cefalica è quella più comune e rende possibile il parto vaginale. Nella posizione podalica il bambino ha il sedere o i piedi rivolti verso la vagina. Se invece è il lato ad essere rivolto verso la vagina, la posizione è trasversale.

Se il tuo bambino si trova in posizione trasversale, dovresti discutere col ginecologo sul tipo specifico di parto adatto a te. Non esiste una causa univoca per la posizione podalica: potrebbe essere causata dalle dimensioni inferiori al normale del feto o dalla presenza di più feti. Può avvenire se nell'utero sono presenti fibromi o se ha una forma insolita. A volte può essere causata da una quantità troppo alta o bassa di liquido amniotico.

Sezione cesarea – tendenze e complicazioni

Le ultime ricerche mostrano senza dubbio un'alta incidenza di sezioni cesaree in donne affette da scoliosi, soprattutto in chi si è sottoposta a correzione chirurgica. Uno studio condotto su 142 donne in gravidanza sottoposte a suddetta correzione, ha rivelato che la percentuale di madri che partorisce con taglio cesareo risulta essere leggermente maggiore rispetto al resto della popolazione, pur mantenendo invariato il tasso di complicazioni. Anche se il 40% circa delle donne viene colpita da dolore alla regione lombare durante la gravidanza, nella maggior parte dei casi tre mesi dopo il parto il problema scompare.

Fonte: Orvoman E, Hiilesmaa V, Poussa M, Snellman O, Tallroth K. Pregnancy and delivery in patients operated by Harrington method for idiopathic scoliosis. Eur Spine J 1997; 6:304-07.

Cesareo

Il cesareo può non essere stata una delle forme più comuni di parto in passato, ma oggigiorno è una possibilità largamente accettata. Nella maggior parte dei casi non si può sapere se un parto cesareo sarà necessario o meno. In alcuni casi, tuttavia, il dottore non ha altra possibilità, per esempio in caso di infezioni specifiche del collo uterino della madre o se il bambino necessita di essere rimosso immediatamente dall'utero senza ulteriori traumi. Un altro disturbo che rende necessario un parto cesareo è la placenta previa. Dovresti parlare in anticipo col tuo dottore riguardo al parto cesareo, prima che lui ritenga che ce ne sia effettivamente bisogno.

Dovresti parlare di questa alternativa col tuo medico verso la fine dell'ottavo mese. In questo modo potrà comunicarti esattamente lo stato del tuo collo uterino e se necessiterai di un parto cesareo, in caso contrario potrai tranquillamente affrontare quello vaginale.

Le donne che considerano la possibilità di sottoporsi a sezione cesarea, devono cercare di informare in tempo l'anestetista ostetrico designato. È importante per capire il modo in cui deve essere somministrata l'epidurale, soprattutto per quelle donne che hanno subito una correzione chirurgica in passato.

Deve essere chiaro che in nessun modo la scoliosi può impedirti di partorire normalmente, ma il tuo caso specifico deve essere esaminato dal ginecologo.

Essere preparati

L'inizio del nono mese è il momento giusto per cominciare a pensare cosa mettere nel borsone che porterai con te in ospedale. È essenziale che dentro ci sia tutto ciò di cui potresti aver bisogno in ospedale, in modo che tuo marito non debba correre a casa all'ultimo momento per prendere qualcosa che ti sei dimenticata. Il borsone dovrebbe essere pronto per essere preso mentre esci di casa, quando arriva il momento. Tenere il borsone in macchina può essere una buona idea se non sei a casa quando comincia il travaglio.

Cerca di fare un borsone per te e uno per il bambino, per riuscire a trovare le cose più facilmente. Inserisci dentro una copia della pianificazione del parto, un cronometro, un lettore CD, la videocamera, un libro da leggere, creme e lozioni, una palla da tennis per i massaggi, un cuscino comodo, spazzolino, dentifricio, sapone, calzettoni, pantofole, pigiami, una spazzola, degli elastici per capelli e dei vestiti. Tutte queste cose ti servono perché non puoi sapere se dovrai sottoporti a parto cesareo e rimanere ulteriormente ricoverata in ospedale.

Nel borsone del bambino metti una bottiglia sterilizzata, vestitini, una fascia prenatale, coperte, lenzuola e un cappellino di lana per la testa. È una buona idea portare anche guantini e scarpine per mani e piedi. Assicurati di metterci dentro pannolini, salviettine umidificate e una crema per dermatite da pannolino, insieme a sapone e olio per bambini.

Pre-travaglio e false contrazioni

Durante l'ultimo mese di gravidanza probabilmente diventerai molto impaziente, perché non vedrai l'ora di poter tenere il tuo bambino tra le braccia. Potresti trovarti a pensare spesso al travaglio e alle contrazioni. Devi sapere, però, che molte donne sperimentano delle false contrazioni, ma se ne rendono conto solo mentre sono in ospedale o durante il tragitto.

Quelle contrazioni irregolari, che non aumentano d'intensità e frequenza, o che diminuiscono quando cominci a muoverti, sono sintomo di un falso travaglio. Perdite marroni identificano necessariamente un travaglio, ma possono avvenire in seguito a esami interni o a rapporti sessuali nelle ultime 48 ore.

D'altra parte ci sono dei sintomi specifici in grado di farti capire che il travaglio si sta avvicinando e che devi prepararti(se ci sono delle cose che non hai ancora fatto) prima di dirigerti verso l'ospedale. L'inconveniente è che questi sintomi a volte possono iniziare a manifestarsi fino a un mese prima del parto, altre volte poche ore prima che inizi il travaglio.

Dalle due alle quattro settimane prima del parto, il feto inizia a muoversi verso il bacino. Questo evento è accompagnato da un aumento di pressione nell'area pelvica e nel retto. Potresti sentire un mal di schiena persistente, soprattutto nella regione lombare. Chi è vicino al travaglio subisce anche un improvviso calo di energia. Assisterai a un incremento di quantità e densità delle perdite vaginali. Le contrazioni di Braxton Hicks diverranno più frequenti e sarà normale avere delle perdite di muco cervicale.

I veri sintomi del travaglio includono contrazioni regolari, che tendono ad intensificarsi sempre più. Perdite di sangue di sfumatura rosa. La rottura della membrana e il processo di rottura delle acque sono i segni che ti permettono di capire senza dubbio che è arrivato il momento di andare in ospedale.

Cosa ti attende durante il terzo trimestre, settimana per settimana

Il terzo trimestre è molto difficile per chi soffre di scoliosi, per via dell'aumento di pressione che l'utero esercita sulla colonna vertebrale. Anche se in realtà questo è il periodo più difficile per tutte le madri, la cui attesa è diventata difficile da sopportare e non vedono l'ora di stringere il loro piccolo tra le braccia.

☐ **Ventisettesima settimana** — I muscoli pelvici cominciano a tendersi; in questo caso può aiutare molto eseguire esercizi di Kegel. Il bambino in questo stadio è già completamente formato e dovrebbe pesare circa 1 kg. In questo stesso periodo avviene la maggior parte dello sviluppo cerebrale.

☐ **Ventottesima settimana** — Con tutta probabilità assisterai a un aumento costante di peso, sia il tuo, sia quello del bambino. A questo punto dovresti essere abituata alle contrazioni di Braxton Hicks. Può capitare che i movimenti del bambino esercitino maggiore pressione sulla colonna vertebrale, causando ulteriore fastidio.

☐ **Ventinovesima settimana** — Il bambino avrà bisogno di una quantità maggiore di elementi nutritivi per garantire lo sviluppo adeguato degli organi interni e del cervello. Anche se avverti una perdita di energia, cerca lo stesso di fare esercizio fisico, come nuoto o semplici camminate. Concentrati anche su esercizi che aumentino la forza dei muscoli addominali, per supportare la tua schiena.

☐ **Trentesima settimana** — È normale provare costipazione e bruciore di stomaco in questa fase. Gli alimenti con un alto apporto di fibre possono aiutarti a ridurre la costipazione, mentre pasti leggeri lontani dal sonno possono aiutarti a ridurre il bruciore. Puoi alleviare il fastidio delle caviglie gonfie tenendo i piedi sollevati e bevendo molta acqua.

☐ **Trentunesima settimana** — Può risultare difficile prendere sonno per via del pancione. Cerca di evitare alimenti che ti facciano restare sveglia, per esempio quelli contenenti caffeina.

☐ **Trentaduesima settimana** — In questo stadio si manifestano dei sintomi molto comuni, come affanno e ritenzione idrica. Inoltre, la crescita del bambino limita lo spazio nell'utero, e di conseguenza calcetti e pugnetti potrebbero diventare meno frequenti.

☐ **Trentatreesima settimana** — Da adesso fino al parto il bambino comincia ad accumulare circa metà del peso complessivo alla nascita. Il pancione comincerà ad aumentare significativamente e noterai un incremento del peso corporeo.

☐ **Trentaquattresima settimana** — Il dolore e la stanchezza aumenteranno moltissimo durante questo periodo. L'unica cosa su cui ti devi concentrare è che tutto ciò non durerà a lungo.

☐ **Trentacinquesima settimana** — In questa settimana sentirai un aumento di pressione su vene, retto e colonna vertebrale. Con probabilità compariranno emorroidi, perciò avrai bisogno di bere molti liquidi per riuscire a controllarle.

☐ **Trentaseiesima settimana** — In questo momento il bambino accumula grassi e diventa più paffutello. Ti dovrai probabilmente sottoporre a esami per quantificare la dilatazione della cervice.

☐ **Trentasettesima settimana** — A questo punto la gravidanza è quasi alla fine. Se il travaglio comincia adesso non verrà fermato e potrai partorire. Non c'è più bisogno che ti preoccupi per un parto prematuro.

☐ **Trentottesima settimana** — Dovresti cominciare a documentarti sul travaglio e sulle possibilità di parto. Discutine col tuo medico e decidi il tipo di parto che vuoi affrontare.

☐ **Trentanovesima settimana** — Potresti cominciare a percepire i sintomi del travaglio in ogni momento: tranquillizzati e aspetta che cominci.

☐ **Quarantesima settimana** – Hai già oltrepassato il termine in cui il parto doveva avvenire. Il dottore aspetterà ancora qualche giorno e poi deciderà quando farlo nascere.

CAPITOLO 11
La dieta per donne incinte specifica per la scoliosi

U n regime alimentare particolare durante la gravidanza è di fondamentale importanza, ancora di più ai nostri giorni per via dello stile di vita che abbiamo adottato. Ingurgitare cibo spazzatura o essere continuamente stressati non fa bene né alla tua salute, né a quella di tuo figlio.

Gli alimenti che consumiamo oggigiorno sono altamente trattati e non hanno nulla a che fare con quelli dei nostri antenati. La tecnologia è progredita in maniera esponenziale, permettendoci di confezionare gli alimenti nei vari tetra pack, barattoli e contenitori sottovuoto, solo che il nostro corpo non è stato in grado di tenere il passo a questa evoluzione. Ciò significa che il nostro corpo non è programmato per digerire facilmente gli alimenti trattati, per cui ha una risposta tipicamente infiammatoria, reagisce cioè in maniera negativa.

Considerare ciò che mangiavano i tuoi antenati può aiutarci a mangiar bene e sentirci in forma. Questo non vale solo per le donne in gravidanza, ma per chiunque voglia vivere bene. A tal proposito, la storia di Weston A. Price e le sue ricerche sulla dieta del paleolitico sono estremamente interessanti.

Nel 1930, Weston A. Price, un dentista di Cleveland, inizio a condurre degli esperimenti per capire la causa di malanni e degenerazioni della popolazione moderna. Spesso viene chiamato "l'Albert Einstein della nutrizione", per enfatizzare l'importanza delle sue ricerche e delle scoperte che ha fatto in dieci anni di esperimenti.

Price viaggiò in tutto il mondo per studiare lo stato di salute di chi non era ancora stato influenzato dalla modernizzazione e dalla civiltà occidentale, per capire come si erano evoluti dal punto di vista della salute. Come dentista, la sua prima osservazione fu che carie, deformazioni e affollamento dentale erano il risultato della dieta moderna, che comprende alimenti pieni di zucchero, caramellati, in scatola o trattati. Provò inoltre che questi disturbi non erano causati da batteri, virus, tare genetiche o scarsa igiene dentale.

La sua spedizione durò sei anni e attraversò tutti i continenti permettendogli di fare delle scoperte sulla vita cui molti nutrizionisti moderni non vogliono ancora credere. Studiò villaggi isolati della Svizzera, comunità gaeliche delle Ebridi Esterne, indigeni del Sud e del Africa settentrionale, melanesiani e polinesiani delle isole del Mare del Sud e i maori della Nuova Zelanda. La prima osservazione che fece fu che queste comunità consumavano una quantità di grano e di cibi non trattati maggiore di quelli che consumiamo noi oggigiorno. Questo tipo di alimenti fornisce il quadruplo di vitamine liposolubili rispetto alla dieta moderna. Scoprì inoltre un elemento nutritivo che sembrava mancare nella nostra dieta, prima sconosciuto, cui decise di dare il nome di "Attivatore X".

Molte delle comunità studiate da Price avevano una buona corporatura, le donne partorivano più facilmente rispetto alla situazione moderna, in cui un gran numero di donne incinte viene sottoposto a parto cesareo. Scoprì anche che in quelle comunità erano quasi assenti malattie degenerative come disturbi cardiaci, diabete, cancro, e altro ancora. Dal punto di vista emotivo queste persone erano più felici, più appagate e meno stressate.

Fu lui che scoprì che da ciò che consumiamo deriva il fenomeno del "prestito", che permette al corpo di prendere in prestito delle sostanze nutritive dall'apparato scheletrico causando una riduzione della massa ossea. In alcuni casi questo fenomeno ha comportato la perdita di oltre 25 cm di altezza. Il prestito indebolisce le ossa, rendendole più soggette a malattie come scoliosi e osteoporosi. Questo fenomeno si riscontra più spesso nelle donne, poiché la società moderna esercita su di loro molta pressione affinché mantengano un fisico asciutto. Le ossa s'indeboliscono e la colonna vertebrale s'incurva, causando una serie di disturbi dell'apparato scheletrico. Tutto ciò può provocare diversi problemi durante il parto o intensificare il mal di schiena.

Se ti capitasse di vedere le immagini del volume del dott. Price, Nutrition and Phisical Degeneration, ti accorgeresti dell'enorme differenza tra le persone primitive, in salute e in forma, e la popolazione moderna, affetta da manifestazioni di tipo degenerativo dovute a stress emotivi.

Basandosi sulle sue ricerche, la fondazione Weston A. Price ha formulato una tabella che racchiude le differenze tra la dieta moderna e quella tradizionale.

Dieta moderna povera di nutrienti	
Dieta tradizionale ricca di nutrienti	**Dieta moderna povera di nutrienti**
Alimenti da suolo fertile	Alimenti da suolo impoverito
Carne proveniente da organi preferita a carne proveniente da muscolo	Preferita carne proveniente da muscolo, pochi organi
Grassi animali naturali	Oli vegetali trattati
Animali al pascolo	Animali nei recinti
Latticini crudi o fermentati	Latticini pastorizzati o ultra pastorizzati
Cereali e legumi a mollo o fermentati	Cereali raffinati e/o estrusi

Dieta moderna povera di nutrienti	
Cibo a base di soia a lunga fermentazione, consumato in piccole quantità	Cibo a base di soia trattata industrialmente, consumato in grandi quantità
Brodo d'ossa	Brodo insaporito con dadi contenenti glutammato monosodico, aromi artificiali
Dolcificanti non raffinati	Dolcificanti raffinati
Verdure latto-fermentate	Cetriolini pastorizzati, trattati
Bevande latto-fermentate	Bevande moderne
Sale integrale	Sale raffinato
Vitamine naturali del cibo	Vitamine sintetiche in forma d'integratore o aggiunte al cibo
Cucina tradizionale	Microonde, irradiazioni
Sementi tradizionali, impollinazione all'aperto	Sementi ibride, semi OGM

Per concessione della Weston A. Price Fundation

Dalla tabella sopra appare palese che il cibo consumato dai nostri antenati è cambiato. Gli Stati Uniti d'America hanno preso l'impegno di diminuire il livello di obesità nel loro paese. Oggigiorno l'obesità viene considerata una minaccia nazionale, considerato che uno su dieci abitanti è obeso e una persona su quattro tra chi si arruola viene scartata proprio per questo disturbo.

Ovviamente il cibo trattato deve essere evitato in qualunque caso durante la gravidanza, poiché tende a essere ricco di zuccheri, carboidrati, materie grasse e sale e manca di nutrienti, causando di conseguenza molti problemi difficili da affrontare durante una gravidanza, per non parlare delle complicazioni che potrebbero insorgere.

- Il cibo trattato può causare obesità e aumento di peso, una cosa che non puoi permetterti, data la scoliosi.

- Il cibo trattato è stato inoltre collegato a depressione, perdita di memoria e disturbi comportamentali, un effetto che durante la gravidanza è già accentuato. L'ultima cosa che vorresti è mangiare cibo trattato e aumentare il disordine ormonale dentro di te.

- Anche se i cibi in scatola e preconfezionati dovrebbero esporre delle etichette accurate e precise, spesso non accade. Alcune etichette mostrano la scritta "senza zucchero", ma il prodotto potrebbe contenere altre forme di dolcificante, come l'agave o lo sciroppo di fruttosio-glucosio, entrambi ugualmente pericolosi.

- È stato provato che la carenza di vitamine e sali minerali può causare difficoltà nel concepire e infertilità.

- È inoltre risaputo che prodotti chimici, pesticidi ed erbicidi attualmente utilizzati nelle fattorie causano scoliosi negli animali. Questo fenomeno è ancora in fase di studio. Il kepone, un pesticida, è ritenuto essere responsabile di scoliosi in pesci e girini.

- Il cibo trattato è anche stato associato al cancro.

La maggior parte dei problemi di salute che colpisce la popolazione mondiale, collegata a disturbi legati ai processi naturali, è causata da questo tipo di dieta. Durante il corso del tempo, i produttori di molti tipi di cibo hanno creato diversi miti nel mercato. Chi ha proposto alcune specifiche diete alla moda ha giocato un ruolo fondamentale nel rendere questi miti popolari. Da una parte qualcuno dice di non mangiare carboidrati per perdere peso, altri insistono che ogni tipo di grasso saturo fa male. In basso trovi una lista di miti su alimentazione e nutrizione che tutti quanti conoscono, ma che non sanno essere errati. Leggili e ti renderai conto di quante cose sbagliate sai riguardo al cibo e alla nutrizione.

Grassi saturi — Se pensavi che tutti i tipi di grassi saturi dovessero essere evitati per garantirti una salute migliore, in particolar modo per il cuore, allora dovremmo partire dalle basi. Un certo quantitativo di grassi saturi è essenziale per il corpo. Fornisce supporto alle pareti cellulari e agevola la produzione di acidi grassi. Inoltre supportano la costituzione del sistema immunitario e rinforzano ossa e polmoni. La quantità di calorie che consumi dai grassi dipende dal livello di attività che svolgi e dal tuo tipo metabolico, e non dovrebbe essere inferiore al 30% per ogni giorno. Anche il National Institute of Health afferma che una certa quantità di grassi è necessaria per assorbire le vitamine A, D, E e K. Sono importanti per il bambino perché necessari per una crescita e uno sviluppo corretti. I grassi saturi rappresentano i mattoni di costruzione delle membrane cellulari e degli ormoni. Sono essenziali inoltre per convertire il carotene in vitamina A. Contrariamente a quanto si crede, abbassano i livelli di colesterolo (acido palmitico e stearico). Fungono inoltre da agenti antivirali proteggendo il corpo.

Colesterolo — Il colesterolo è stata sempre considerata una sostanza negativa di cui ci si deve sbarazzare. Di solito si sente dire che esistono due tipi di colesterolo, LDL e HDL, e che LDL è il colesterolo "cattivo", mentre HDL è quello "buono". Tuttavia, questo mito nasce dalla "Teoria Lipidica", la quale affermava che consumare alimenti contenenti colesterolo causasse un deposito nelle pareti arteriose. Ricerche successive hanno mostrato che circa l'80%-90% del colesterolo nel corpo viene prodotto dal corpo stesso, provando che la dieta svolge un ruolo poco importante nella formazione del colesterolo. Anche lo studio comunemente chiamato Seven Countries Study (Studio delle Sette Regioni) contiene molti errori. Lo studio in questione provava che nelle regioni in cui la dieta aveva un alto contenuto di colesterolo, era presente un alto tasso di mortalità dovuto a disturbi cardiaci. Sorge spontaneo cercare di capire perché nell'analisi non sono stati considerati i dati delle restanti sedici regioni. Questo è un classico esempio di utilizzo improprio di dati al fine di alterare le statistiche.

Carni rosse — Lo sviluppo del sistema nervoso è assicurato anche dal consumo di carni rosse, che contengono molte sostanze nutritive come vitamina B12 e B6, zinco, carnitina, fosforo e coenzima Q-10.

Uova — Un altro alimento che agevola lo sviluppo del sistema nervoso. Con l'avvento dei sostituti delle uova, il consumo di questa fonte naturale di proteine è stato limitato.

Cereali — Anche se molti credono che sia necessario per il corpo umano consumare dei cereali, bisogna ricordarsi che l'uomo era carnivoro. Una dieta ricca di sostanze nutritive fornisce l'energia richiesta per sopravvivere durante i mesi invernali. Anche quando l'uomo iniziò a coltivare, il grano che veniva utilizzato era in parte germinato e germogliato, perché di solito rimaneva per qualche tempo nel terreno e fermentava grazie all'acqua piovana e all'umidità dell'aria. La farina raffinata non contiene nessun elemento nutritivo e il suo consumo provoca solamente l'accumulo di calorie vuote.

Suggerimenti per una dieta moderna adatta alla gravidanza

Quando la gravidanza diventerà evidente, comincerai a ricevere talmente tanti di quei suggerimenti che potresti trovarti in difficoltà nel discernerli. Alcuni ti diranno quali alimenti evitare, perché pericolosi sia per la tua salute che per quella del tuo bambino, mentre altri invece ti diranno cosa devi mangiare. Ringrazia che non ti venga dato un menù da seguire alla lettera. Anche se questi suggerimenti sono pieni di buone intenzioni, tendono solamente ad accrescere la paranoia di chi ha appena scoperto di essere incinta.

Si potrebbe pensare che leggere attentamente dei libri sulla gravidanza possa aiutare a mangiare correttamente per tutti i nove mesi, per assicurare il giusto apporto di sostanze nutritive al bambino. Sfortunatamente non è così semplice.

Prova ad andare in una libreria e osserva il reparto dedicato alla maternità e alla gravidanza: scoprirai che ci sono troppi libri per poterne scegliere uno solo. Alcuni sono stati scritti da dei medici, mentre altri da ostetrici, nutrizionisti o perfino da altre donne incinte. Ciò che dispiace è che molti di questi libri sono incredibilmente simili concettualmente e usano la piramide alimentare come guida per suggerire quali alimenti dovrebbero essere consumati.

Il problema è che nessuno degli autori di questi libri sembra aver condotto delle ricerche per conto proprio, anzi sembra che ripetano a pappagallo ogni suggerimento sentito o letto da qualche altra parte. Il fatto che un consiglio venga riportato da più autori non significa che debba essere seguito ciecamente. Anzi, molti dei suggerimenti proposti oggigiorno da questi libri sono errati e potrebbero addirittura allontanarti da quegli alimenti di cui avresti davvero bisogno in questa fase della tua vita. In basso troverete un confronto tra i suggerimenti di questi autori e le scoperte fatte da Weston A. Price grazie al suo studio.

- **Pesce e frutti di mare** — Uno degli aspetti riportati dai moderni libri sulla gravidanza è corretto, poiché è vero che il pesce contiene alti livelli di acidi grassi omega 3, sostanza estremamente salutare. L'omega 3 è un antiossidante e possiede diverse caratteristiche che ti aiutano a mantenere un buon umore per tutto il periodo della gravidanza. In questi libri viene inoltre affermato che sarebbe necessario ridurre il consumo di pesce per evitare possibili avvelenamenti da mercurio. Sfortunatamente non possiamo essere sicuri sull'assoluta purezza dell'acqua e nessuna donna incinta vorrebbe correre questo tipo di rischio. L'altro aspetto che vale la pena di menzionare è che molti libri sulla gravidanza dimenticano di dire che la miglior fonte di elementi nutritivi è contenuta nei frutti di mare, inclusi molluschi e crostacei, oltre che nelle uova e negli organi dei pesci. Secondo loro, l'olio di fegato di merluzzo dovrebbe essere evitato poiché aumenta molto i livelli di vitamina A e D, molto più di quanto necessario in gravidanza.

- **Organi** — Di solito, i libri sulla gravidanza in commercio vogliono farti credere che la scelta migliore per integrare la vitamina A è di consumare verdure a foglia verde e rossa. In realtà non è così. Una forma completa e fisiologicamente attiva di vitamina A può essere ottenuta solo da fonti animali. Viene suggerito di non mangiare la carne degli organi, come il fegato. Invece il fegato non solo contiene ottimi livelli di vitamina A, è anche una fonte naturale di acido folico, un elemento importantissimo per lo sviluppo neurologico del feto. Visto che sconsigliano di mangiare carne di organi, invitano a ripiegare sul consumo di verdure ad alto tenore di beta carotene, poiché questo può essere convertito in vitamina A dal corpo. Già, hanno ragione! Il beta carotene può effettivamente essere convertito in vitamina A dal corpo, ma quello che dimenticano di dire (intenzionalmente o meno) è che ci sono altri fattori che devono co-occorrere nel corpo per far sì che la conversione avvenga. Chi soffre di problemi digestivi o di disturbi della tiroide potrebbe non essere facilmente in grado di sintetizzare una vitamina attiva dal beta carotene. La carenza di vitamina A può causare disturbi nel processo di assimilazione di altri elementi nutritivi che ne richiedono la presenza.

- **Grassi animali** — Se torni indietro nel tempo o pensi a cosa diceva tua nonna sui grassi, ricorderai che le sue idee erano completamente diverse rispetto al pensiero comune attuale. Puoi pure chiederlo ad anziani delle società orientali, i quali si preoccupavano che le donne incinte fossero paffute e mangiassero molti cibi grassi. In molte società, infatti, alle donne incinte vengono consigliati degli alimenti particolari che aiutano a mantenere lubrificati gli organi interni e la pelle. Anche se non comprenderemo mai le ragioni dietro questo comportamento, stavano senza dubbio facendo bene. I grassi giocano un ruolo fondamentale nella fisiologia del corpo. Purtroppo nella società attuale l'avversione nei confronti dei grassi si è estesa colpendo anche le donne incinte. È persino in questo stadio, in cui si dovrebbero consumare molti grassi per garantirsi una buona salute e un buon equilibrio ormonale, i cosiddetti "guru della nutrizione" continuano a dirci che consumare troppo grasso fa male. Tuttavia, non significa che devi consumare più grassi di quanti ne richieda la gravidanza per non accumulare tropo peso corporeo. È molto importante mantenere un limite di peso, suggerito da un medico, oltre il quale non bisogna eccedere.

- **Tuorlo d'uovo** — Le raccomandazioni sulle uova sono alquanto bizzarre oggigiorno. Viene suggerito di non mangiarne più di due al giorno. Alcuni dicono che il limite dovrebbe essere di due-tre la settimana, mentre altri affermano che il tuorlo, ricco di sostanze nutritive, dovrebbe essere gettato, e che dovrebbe essere consumato solo l'albume, ricca fonte di proteine. Alcuni pensano che le uova possano causare disturbi per via del loro alto contenuto di grassi, altri credono che l'apporto addizionale di colesterolo non sia salutare. Tutto ciò non è vero. Le uova sono una ricca fonte di proteine e sostanze nutritive, e contengono ogni vitamina, fatta eccezione per la vitamina C.

- **Latticini** — Quasi tutti i libri affermano che i latticini sono la miglior fonte di calcio per una donna incinta, ma ciò che dimenticano di sottolineare è che il latte pastorizzato che si acquista nei supermercati non viene assorbito facilmente dallo stomaco. Viene poi raccomandato di stare alla larga dal latte crudo, poiché potrebbe contenere germi e virus. Molte persone allergiche al latte si accorgono che la loro reazione allergica avviene solo dopo aver consumato latte pastorizzato. Il latte crudo, considerato pieno di germi da qualcuno, in realtà ha un gusto migliore e un colore più scuro, grazie agli alti livelli di vitamina A. La pastorizzazione riduce i livelli di vitamina C, converte il lattosio in beta-lattosio e riduce la biodisponibilità del calcio.

- **Carboidrati** — Ancora una volta, le raccomandazioni comuni riguardo ai carboidrati sono corrette. Ciò che solitamente viene omesso da molti autori è che dovrebbero essere consumati cereali integrali, incrementandone possibilmente i valori nutrizionali attraverso germinazione e fermentazione (metodi utilizzati da molte comunità antiche). Se deciderai di aggiungere cereali integrali alla dieta, ti consiglio vivamente di usare questi metodi, poiché la germinazione e la fermentazione disattivano gli enzimi inibitori e i composti antinutrizionali (come l'acido fitico) rendendoli più sani.

- **Proteine** — I medici ti diranno che le proteine sono necessarie per lo sviluppo di vari tessuti e muscoli. Il consumo di proteine fa bene sia alla placenta che al bambino, sostiene l'aumento del volume di sangue e ti prepara all'allattamento. Le fonti di proteine consigliate di solito sono: carne rossa, pollo, pesche, formaggio e latte. In ogni caso è meglio consumarne versioni a basso contenuto di grassi.

- **Dieta vegetariana** — Moltissimi libri disponibili sul mercato affermano che una dieta vegetariana sia la più indicata in gravidanza. Non credere a questo tipo di sciocchezze solo perché oggigiorno sembra che tutto il mondo stia diventando vegetariano. Molte popolazioni tradizionali seguono una dieta a base di carne e godono di una salute di gran lunga migliore rispetto alle popolazioni moderne.

- **Integratori** — Gli integratori sono considerati parte del processo di gravidanza. Alcune diete naturali suggeriscono di non assumere integratori e di consumare, invece, alimenti arricchiti. La cosa interessante da notare è l'ignoranza di questi autori, che non sanno che gli alimenti arricchiti non sono altro che cibi cui vengono aggiunti degli integratori. Ciò significa che consumare alimenti normali e assumere integratori di calcio equivale a consumare latte arricchito di calcio.

Il lato positivo dei moderni libri sulle diete in gravidanza è che molti includono medicina basata su prove di efficacia, che aiutano a capire quali informazioni sono attendibili e quali no. Altrimenti ci si dovrebbe chiedere che tipo di ricerche abbiano condotto o che conoscenze possiedano riguardo al funzionamento del corpo umano per dispensare suggerimenti nutrizionali che sembrano andare contro tutto ciò che l'uomo (o sarebbe meglio dire la donna) ha fatto per anni. Consumare verdure a foglia verde scuro, frutta e verdura fresca, e frutta secca è un ottimo consiglio, e dovrebbe essere seguito.

Sembra quasi che i libri sulle diete in gravidanza riprendano molti libri sui principi fondamentali dell'alimentazione, molto popolari oggigiorno. Grazie all'aumento mondiale del tasso di obesità, è nata una vera e propria letteratura su come ridurre l'apporto di grassi e colesterolo e su come consumare carne magra e alimenti arricchiti.

La beffa è che gli autori di questi libri sull'alimentazione non capiscono che i concetti fondamentali sui quali hanno basato i propri consigli sono totalmente errati, e che nessun essere umano è in grado di raggiungere un peso ottimale e migliorare contemporaneamente la propria salute seguendo una dieta che li priva di specifici gruppi alimentari.

La fondazione Weston A. Price raccomanda la seguente dieta per donne in gravidanza. Questa dieta è basata sulle scoperte ottenute dallo studio delle comunità tradizionali in cui il tasso di nascite normali è superiore rispetto alle società moderne. Porta grandi benefici, inoltre, alla salute in generale e al sistema immunitario.

Per cominciare, la dieta prevede che le donne incinte affette da scoliosi debbano evitare di consumare acidi grassi trans, alimenti fritti e lavorati industrialmente, zucchero e cereali raffinati, bibite gassate, caffeina e alcol, oltre a stare lontane da sigarette e droghe di ogni genere (inclusi i farmaci prescritti da medici troppo zelanti).

Per integrare un buon livello di vitamina A e D, dovresti assumere olio di fegato di merluzzo, un litro di latte non pastorizzato e ottenuto da allevamenti al pascolo, quattro cucchiai da tavola di burro, due uova (compreso il tuorlo), olio di cocco, condimenti latto-fermentati, brodo d'ossa, cereali integrali germinati e molta frutta e verdura fresca. Del fegato fresco dovrebbe essere consumato almeno una-due volte alla settimana (80-100 g), pesce e frutti di mare (salmone, molluschi e uova di pesce sono particolarmente indicati) dalle due alle quattro volte alla settimana, e vitello o agnello almeno due volte alla settimana (insieme a grassi naturali).

Oltre alle cose appena elencate, ti starai chiedendo se ci sono alimenti specifici che puoi o non puoi mangiare. Ho provato a rispondere ad alcuni dubbi che le donne hanno riguardo alla dieta e ho steso una lista di alimenti che possono e che non possono essere consumati. Mi sono assicurato, inoltre, che le domande rispondano alle esigenze di chiunque soffra di scoliosi e sia incinta. Spero tu capisca che la dieta di cui hai bisogno deve essere naturale e non alterata dai processi che vengono utilizzati nelle fabbriche oggigiorno. Questi consigli dietetici per la gravidanza e la scoliosi ti danno la sicurezza di mangiar sano e migliorano la salute delle tue ossa e lo sviluppo del bambino.

È possibile che non sia stato capace di cogliere e risolvere tutte le domande che ti sei posta. Se hai ulteriori dubbi non esitare a scrivermi, cercherò di aiutarti a risolvere il tuo problema.

- Molte donne si chiedono se debbano assumere vitamine prenatali per sopperire alla mancanza di vitamine naturali del primo trimestre causata dalla nausea mattutina. Anche se potrebbe aver senso, non è consigliabile assumere integratori poiché molti contengono sostanze chimiche e di conseguenza potrebbero provocare disturbi del feto. In realtà, la natura è in grado di riuscire a gestire da sola quest'aspetto. Allo stesso tempo, devi cercare di mangiare correttamente e nelle giuste proporzioni, anche se per del tempo provi nausea, e di assumere tutte le sostanze nutritive che puoi, sia per te, sia per tuo figlio.

- In gravidanza qualunque tipo di bibita gassata è proibito, poiché non fa parte di una dieta sana. Se sei abituata a bere bibite gassate mentre mangi, potresti sentire l'esigenza di trovare qualcosa che le sostituisca. Una buona idea è quella di bere kombucha, vari tipi di tè alle erbe, latte o succo di frutta. Anche se il tè alle erbe e il latte vanno bene, ti sconsiglio di bere kombucha se non l'hai mai fatto prima di rimanere incinta, poiché potrebbe avere degli effetti collaterali spiacevoli in gravidanza.

- Il pesce è l'ideale per le donne incinte. Ad alcune piace molto il sushi; tuttavia è meglio non consumare sushi in gravidanza. Cerca invece altri tipi di pesce latto-fermentato.

- Uno degli aspetti più fastidiosi della gravidanza è che durante il primo trimestre non si può mangiare tanto cibo salutare quanto si vorrebbe, a causa della nausea mattutina. Se ti sei posta il problema di quanto cibo ingerisci e di quanto ne perdi a causa della nausea e del vomito, cerca di sorseggiare del latte crudo durante il giorno: in questo modo il bolo non risalirà e potrai mangiare. Riscalda il latte con del succo d'acero o della cannella e sorseggialo in maniera regolare. Altri modi per combattere la nausea in maniera naturale includono l'amaro svedese e l'aggiunta di un po' d'aceto nell'acqua. Se non riesci a trattenere il cibo nello stomaco, prepara un brodo d'ossa, aggiungici diverse verdure e taglia in sottili striscioline la carne degli organi in modo da assumere la giusta quantità giornaliera di sostanze nutritive.

Prima di scendere nel dettaglio dei vari aspetti di ognuna delle sostanze nutritive che devono essere incluse nella tua dieta in gravidanza, osserva alcune linee guida da applicare a uno stile alimentare sano. Queste linee guida ti consentiranno non solo di mangiar bene per il piccolo, ma anche per te, e ti aiuteranno inoltre a determinare quali suggerimenti in particolare dovrai seguire tra tutti quelli proposti in questo libro. Le ho create, infatti, per consentirti l'elaborazione di una dieta personale basata su principi e suggerimenti specifici.

Senza ulteriori indugi, le linee guida che devi seguire in gravidanza sono le seguenti:

- Determina il tuo tipo metabolico e cerca di mangiare ispirandoti a ciò che consumavano i tuoi antenati. Pensa a cosa ti avrebbe suggerito tua nonna e segui i suoi consigli senza considerare ciò che attualmente sai sull'alimentazione.

- Compra moltissimi alimenti integrali e freschi e consumali prima che vadano a male.

- Ogni morso che dai, conta. Quindi cerca di mangiare alimenti freschi che siano nutrienti. Più cibo metti in una cucchiaiata, meglio è. Evita qualunque alimento che contenga calorie vuote come farina bianca, zucchero e amido raffinati, coloranti e aromi artificiali.

- Non ti limitare alla frutta e alla verdura fresca che mangi ogni giorno. Assicurati di avere molta scelta. Potresti bollire le verdure o farne una zuppa, cuocerle al vapore o saltarle in padella, se ti va.

- Le fonti principali di liquidi dovrebbero essere acqua, succhi di frutta freschi (non in bottiglia o in tetrapak) o latte. I succhi di frutta trattati e le bevande gassate devono sparire da casa fino alla fine del periodo di allattamento.

- Cerca di consumare molti alimenti fermentati tradizionali per assimilare dei batteri probiotici, o batteri benefici, di buona qualità nel tuo corpo. Ciò ti aiuterà a migliorare le capacità di assorbimento del tuo apparato digestivo, rendendoti in grado di assimilare molte più sostanze nutritive dagli alimenti che consumi.

- Non dimenticare di consumare del brodo di carne preparato con ossa di pollo, vitello, agnello o lische di pesce. Usalo in cucina per aumentare le qualità nutrizionali del cibo.

- Elimina gli effetti dell'acido fitico germinando i cereali integrali prima di consumarli.

- In questo periodo devi cercare di assumere solamente grassi sani, inclusi olio extra vergine d'oliva, burro, olio di semi di lino, olio di cocco e altri oli non raffinati industrialmente. Puoi consumare anche grassi provenienti da animali allevati naturalmente.

Tutti sappiamo che la vita comincia dal momento del concepimento. Una corretta alimentazione è necessaria ad alimentare questa vita e a far sì che si sviluppi in maniera corretta.

Non si sottolinea mai abbastanza l'importanza dell'alimentazione nei primi giorni del feto nell'utero. Anche se molti non riescono a capirlo, questo è il periodo che decide il futuro di tantissime persone: neonati, bambini, giovani e adulti. Influisce su sistema nervoso, reni, apparato cardiovascolare e sul livello di rischio nel contrarre numerosi disturbi degenerativi.

Lo zigote (unione tra spermatozoo e ovulo), si muove nell'utero durante i primi sette giorni dal concepimento fino a quando non vi si stabilisce. Da quel momento in poi, viene chiamato embrione. Molte persone rimangono affascinate dal sapere che lo sviluppo del cuore dell'embrione avviene in ventitré giorni, e che ne occorrono quaranta per riuscire a captare le prime onde cerebrali. Entro la settima settimana l'embrione è in grado di toccare, aggrottare la fronte, succhiare e persino avere il singhiozzo. Dopo l'ottava settimana, l'embrione sviluppa determinati organi, e da quel momento in poi viene chiamato feto. Il feto, durante questo periodo, conta dalle quattromila alle quattromilacinquecento strutture, è in grado di succhiare il dito, girare su se stesso e aggrapparsi al cordone ombelicale.

Dall'inizio del trimestre, il bambino potrà essere in grado di sopravvivere all'esterno in caso di parto prematuro. Durante l'ultimo mese, lo sviluppo si fa molto intenso e riguarda soprattutto l'apparato scheletrico. Crescita e sviluppo così intensi richiedono un adeguato apporto di sostanze nutritive.

Ti starai chiedendo perché ho iniziato a parlare dello sviluppo embrionale nel capitolo dedicato all'alimentazione. Devi sapere che ognuno degli stadi dello sviluppo richiede un diverso livello di nutrienti, e di conseguenza anche gli alimenti da consumare devono essere diversi. È necessario che la tua alimentazione sia sana durante tutti i nove mesi, ma a seconda dello stadio in cui ti trovi, devi prestare particolare attenzione.

La dieta tradizionale in gravidanza

Basandosi sugli studi condotti sulle culture tradizionali e primitive, la fondazione Weston A. Price ha individuato alcuni principi fondamentali che riguardano la dieta dei gruppi presi in considerazione. Tutte le comunità risiedenti presso località marine si assicuravano che le proprie donne consumassero uova di pesce. Veniva anche dato loro latte proveniente da mucche al pascolo e molte volte veniva consigliato alle donne di rimanere incinte proprio quando i pascoli erano verdi e abbondanti. In alcune culture, agli uomini e alle donne veniva consigliato di consumare del latte di buona qualità prima di sposarsi.

Un altro alimento considerato parte integrante della dieta consigliata alle gestanti era la carne degli organi, inclusi tiroide di alce, fegato e granchi. Durante tutta la gravidanza venivano inoltre consumate verdure locali, brodo d'ossa e grassi.

Anche se la dieta tradizionale non era basata su ricerche di specifici ingredienti che ogni alimento conteneva, per elaborarla c'è voluta molta intelligenza, conoscenza e genialità. Oggi sappiamo che le uova di pesce sono un'ottima fonte di vitamina B12, colina, selenio, calcio, magnesio, acidi grassi omega 3 e colesterolo.

Ora che abbiamo preso visione degli elementi fondamentali, possiamo guardare più da vicino gli alimenti e le sostanze nutritive specifiche per un'ottima dieta adatta a donne incinte affette da scoliosi.

Vitamina A

La vitamina A è necessaria per la crescita del feto, e fa sì che avvenga un'adeguata differenziazione di cellule, tessuti e organi. Aiuta, inoltre, lo sviluppo del sistema di comunicazione tra i vari organi e il cervello, grazie alla creazione della rete nervosa necessaria. Una carenza di vitamina A comporta una diminuzione di nefroni nei reni, indebolendoli negli stadi successivi. La vitamina A è necessaria, inoltre, per il corretto sviluppo delle ciglia polmonari.

Una carenza di vitamina A in gravidanza può causare un gran numero di disturbi del feto. Il nascituro potrebbe soffrire disturbi della vista, malformazioni renali, labioschisi (o "labbro leporino"), chelioschisi, o anomalie cardiache e polmonari. Nelle cavie di laboratorio è stata osservata essere causa di aborto spontaneo, disturbi della vista di vario grado, distorsione delle arcate dentarie e delle labbra, anomalie posizionali di ovaie, testicoli e reni, prolungamento del travaglio e persino morte della madre.

La dose giornaliera raccomandata di vitamina A per una donna incinta e di 2600 UI, solo 300 UI in più di quanto bisognerebbe assumerne normalmente. Anche se non si sa precisamente quanta ne venisse consumata nelle diete primitive, possiamo supporre che la dose giornaliera fosse attorno ai 20.000 UI e oltre. Questo dato si basa sul livello di olio di fegato di merluzzo, latte, burro e uova consumate durante la gravidanza.

La cosa bizzarra è che la medicina moderna mette in guardia dal consumo eccessivo di vitamina A, poiché afferma essere causa di disturbi del feto. La domanda che devi porti è: perché le donne delle società primitive non partorivano figli affetti da difetti alla nascita, anche se consumavano grandi quantità di questa sostanza? Il problema è che quest' affermazione sull'eccessivo consumo di vitamina A deriva da un singolo studio condotto dai ricercatori dell' Institute of Medicine di Boston, guidato dal dott. Kenneth Rothman e pubblicato nel 1995. Molte cose non risultano essere corrette in questo studio. Per esempio, la quantità di vitamina A nel corpo venne calcolata basandosi su quella contenuta nel fegato e moltiplicando successivamente questo risultato per due (dal momento che si suppone che nel fegato sia contenuta la metà della quantità totale di vitamina A nel corpo). Inoltre divisero l'assorbimento di vitamina A per il numero di giorni dell'ultimo trimestre (quando invece ci si aspetta che la vitamina A aumenti).

I ricercatori dell'Institute of Medicine ritenevano che la quantità di vitamina A contenuta nel feto venisse usata per un numero preciso di giorni di sviluppo. Tuttavia, lo scopo della vitamina A non è quello di essere immagazzinata, ma di essere utilizzata. I ricercatori non avevano inoltre nessun indizio su come sarebbero state le future condizioni di salute del feto. La ricerca vene condotta su più di ventitremila donne, il cui consumo giornaliero di vitamina A era superiore ai 10.000 UI e venne osservato che queste avevano un rischio maggiore di 4,8 volte di partorire un figlio con malformazioni della cresta cranio-neurale. La maggior parte della vitamina A consumata proveniva da integratori e non era di origine alimentare.

Contrariamente a quanto menzionato prima, esiste un gran numero di studi che provano che il consumo elevato di vitamina A non sia pericoloso. Questi studi prendono come punto di riferimento difetti congeniti, confrontandoli con l'incidenza di tutti i difetti congeniti in generale. L'incidenza di difetti congeniti è normalmente al 3-4%, e tra chi consumava grandi quantità di vitamina A l'incidenza degli stessi difetti era del 3%, un fatto che mostra l'altra faccia della medaglia.

Vitamina E

Nel 1922 la vitamina E venne chiamata "Fattore X di Fertilità", perché si scoprì che senza di essa i ratti non erano in grado di riprodursi. Nonostante ciò, gli scienziati non sono stati in grado di accertare definitivamente per quale motivo tale vitamina sia necessaria durante la gravidanza.

Anche se i ricercatori non sono riusciti a provarlo, dobbiamo vedere la realtà dei fatti. La vitamina E è importante per la riproduzione umana. Alcune ottime fonti di vitamina E includono: noci, semi, frutta fresca e verdure.

Vitamina D

Quando entrerai nel terzo trimestre, comincerai a percepire la crescita del bambino. Questa crescita è visibile dall'esterno ed è soprattutto dovuta allo sviluppo dello scheletro, che diventa più largo e più forte. Nelle ultime sei settimane di gravidanza, la metà del calcio che il bambino possiederà alla nascita sarà contenuta dentro lo scheletro. Esistono delle prove che dimostrano l'utilità della vitamina D nell'agevolare lo sviluppo dei polmoni e, grazie all'interazione con la vitamina A, a permettere una crescita adeguata. È stato anche provato che la quantità di vitamina D nel sangue alla nascita è quasi identica a quella della madre.

Negli anni, molti hanno condotto numerosi studi, i quali hanno portato poca chiarezza riguardo al modo esatto in cui la vitamina D funziona, perché mentre uno studio spiega il funzionamento della vitamina D, un altro ne nega prontamente le scoperte. Nel 1997, l'Institute of Medicine affermò che il passaggio di vitamina D dalla madre al bambino è minimo. Affermò inoltre che non è necessario per le donne incinte assumere più vitamina D di chi invece non è in gravidanza. Questa conclusione sembra estremamente illogica, dato che la quantità di vitamina D raccomandata per le donne (200 UI al giorno) è già molto bassa. Ciò che sembra ancora più assurdo è che l'American Academy of Pediatric Committee on Nutrition e la sua Section on Breastfeeding hanno affermato che la dose giornaliera raccomandata precedentemente di 400 UI doveva essere ridotta a 200 UI, come aveva consigliato l'Institute of Medicine.

La situazione peggiora quando viene affermato che il bambino non deve essere esposto al sole, se non completamente vestito, e che il latte materno è povero di vitamina D, senza chiarire nulla. Linee guida contraddittorie riguardo l'apporto di vitamina D e raccomandazioni come quella di tenere il bambino lontano dalla luce solare causano ulteriore perplessità.

La fondazione Weston A. Price ha condotto un vasto studio empirico sulle culture tradizionali che consumavano 2000 UI al giorno di vitamina D. Questa può essere ottenuta dal consumo di olio di fegato di merluzzo, molluschi, burro e strutto. Alcuni bambini finlandesi, cui sono stati somministrati 2000 UI di vitamina D, hanno eliminato il rischio di contrarre diabete di tipo 1 per i successivi trent'anni. Questo studio è stato condotto su diecimila bambini.

Vitamina K

Pochi scienziati hanno una buona conoscenza riguardo al funzionamento della vitamina K nel corpo o il suo supporto alla crescita del feto. Alcuni esperti ipotizzano che le proteine dipendenti dalla vitamina K, come la proteina GLA dell'osso e la proteina GLA della matrice, supportino il posizionamento dei sali di calcio nelle ossa e non nell'area in cui si pensa che si formino i tessuti molli. Gli enzimi che attivano le proteine dipendenti dalla vitamina K sono presenti nel feto già a partire dal primo trimestre.

Anche se non sappiamo il ruolo che la vitamina K svolge nello sviluppo del feto, sappiamo che se si presenta una carenza o un fattore che causa l'interruzione del consumo di vitamina K, possono insorgere gravi disturbi. Le donne che assumono un farmaco chiamato Warfarin in gravidanza lo scopriranno nel modo peggiore. Questo farmaco, che dovrebbero assumere per bloccare la normale coagulazione, può condurre a una carenza di vitamina K. I bambini di queste madri hanno un naso schiacciato alla nascita e sviluppano cavità e placche nella colonna vertebrale che causano tetraplegia.

Questo esempio spiega chiaramente quanto sia importante la vitamina K per le adeguate proporzioni dell'apparato scheletrico e del sistema nervoso. Alcuni affermano che, attraverso le iniezioni di vitamina K, possono portare questa sostanza nutritiva nella placenta, che la rilascia nel feto a seconda delle necessità di quest'ultimo. Alcuni degli alimenti che hanno un buon livello di vitamina K sono: fegato d'anatra, natto e formaggio. Anche il burro e il tuorlo d'uovo contengono una discreta fonte di vitamina K.

DHA

Il DHA o acido docosaesaenoico è essenziale per la formazione dei neuroni e dei lipidi cerebrali come la fosfatidilserina. Rappresenta anche il precursore di un composto che viene sintetizzato per protegge i neuroni dall'attacco dei radicali liberi, causati dallo stress. Il DHA può essere prodotto da feti, neonati e adulti partendo dagli acidi grassi omega 3 e dagli acidi alfa-linolenici provenienti da oli vegetali. Il tasso di conversione nel feto è dell'1%, e rimane costante durante tutto il corso della vita. Il feto accumula e immagazzina il DHA che assimila dalla madre nel proprio cervello. Questo DHA può anche essere ottenuto dall'olio di fegato di merluzzo e da grandi quantità di pesce grasso.

Acido folico

Il ruolo dell'acido folico in gravidanza è probabilmente il più conosciuto dalla maggior parte delle persone. L'acido folico è un tipo di vitamina B necessario per la corretta produzione di DNA, e tutti sanno che il DNA deve essere prodotto per far crescere il bambino. L'acido folico serve inoltre per prevenire qualsiasi disturbo nervoso. Supporta l'aumento del peso nel bambino e previene aborti spontanei, ritardi mentali e deformità della bocca.

La dose giornaliera raccomandata di acido folico è di 600 microgrammi al giorno. Chi raccomanda questa dose afferma che livelli superiori potrebbero condurre a una riduzione della conta dei globuli rossi della madre. Viene inoltre raccomandato di assumerne metà dose attraverso l'alimentazione, e il rimanente attraverso integratori.

Il problema è che la quantità di acido folico assorbita dal corpo dipende molto dal livello di zinco presente. Inoltre, l'acido folico deve essere necessariamente convertito in acido folico utilizzabile. Questa conversione spesso si limita a 200 microgrammi per singola dose. Nel tempo questa capacità si riduce. I cibi ricchi di acido folico comprendono: fegato, legumi e verdure a foglia verde.

Colina

Un basso apporto di colina viene associata a un rischio quattro volte maggiore di contrarre difetti del tubo neurale. La colina ha uno stretto rapporto con l'acido folico, poiché può essere trasformata in un composto chiamato betaina, che in alcune reazioni funziona come sostituto dell'acido folico.

Inoltre, devi sapere che la colina è direttamente coinvolta nello sviluppo del cervello del feto. Lo sviluppo dei neuroni colinergici, che avviene dal cinquantaseiesimo giorno di gravidanza fino alla fine dei tre mesi, richiede la colina. Questo elemento dovrebbe essere somministrato al bambino anche dopo la nascita e almeno fino al raggiungimento del quarto anno d'età. In quel momento, infatti, la produzione e differenziazione dei neuroni e delle sinapsi è completa.

Degli studi condotti su dei ratti, cui è stato somministrato un alto livello di colina, hanno mostrato che la generazione successiva a questi presentava un livello di memoria visuo-spaziale e uditiva superiore al 30%. I piccoli ratti sono stati studiati fino a tarda età, e si è potuto osservare che questi non avevano sviluppato nessun tipo di disturbo senile e che erano più resistenti ad attacchi di neurotossine.

Anche se la dose giornaliera raccomandata di colina per le donne in gravidanza è di 425 mg al giorno, gli studi menzionati sopra mostrano che una dose tre volte superiore può fornire benefici a lungo termine per il nascituro. Alcuni alimenti da consumare per aumentare l'apporto di colina includono fegato, tuorlo d'uovo, carne, noci e legumi.

Glicina

La glicina, un aminoacido, può essere il fattore limitante nel processo di sintesi delle proteine. Il feto può sia estrarre la glicina direttamente dal sangue della madre, sia utilizzare l'acido folico per produrlo a partire dalla serina. È importante che la madre assimili un adeguato livello di glicina dal consumo di brodo d'ossa e di pelle.

Molte persone credono che l'attenzione che viene data all'alimentazione non sia giustificata in gravidanza. Le donne che hanno paura di ingrassare e vogliono continuare a seguire il loro insano regime dietetico persino in gravidanza iniziano a credere che la crescita del loro figlio dipenda dal corredo genetico. In realtà hanno ragione, ma solo in parte. La verità è che la genetica si limita alla crescita e allo sviluppo di determinate aree. Tuttavia, se al feto non vengono somministrate le corrette sostanze nutritive, rischia di sviluppare delle deformazioni o dei ritardi.

In uno studio del 1995, sono stati presi in considerazione sessantadue casi di donatrici di ovuli. È interessante notare che il peso del bambino alla nascita non era collegato a quella della donatrice, ma a quello della madre che l'aveva tenuto in grembo. Le ragioni sono molto semplici da capire. L'ambiente in cui il feto viene nutrito decide il livello di sviluppo del bambino. Se consumi meno di 25 g di proteine e meno di 265 g di carboidrati nell'ultima parte della gravidanza, il peso del nascituro diminuirà. Il tipo di alimentazione fornito nell'ultimo trimestre è inoltre direttamente collegato all'ipertensione arteriosa dai quarant'anni in su.

Acidi grassi

Molti ricercatori pensano che la necessità di acidi grassi sia più alta negli uomini. Ma pochi parlano dei trecento e più studi Medline condotti sulle quantità necessarie di EFA (acidi grassi essenziali) e sul loro status per le donne in età riproduttiva. Gli studi hanno mostrato che i livelli di acidi grassi essenziali nelle donne sono basilari per una buona riproduzione e allattamento.

La quantità di EFA per le donne in gravidanza dovrebbe costituire il 6% dell'apporto calorico totale. Anche una piccola carenza può minare il corretto sviluppo del feto. Anche se alcune ricerche, come la

FAO/WHO Rome Report, hanno suggerito un aumento dell'apporto di grassi, specialmente nelle nazioni in cui la malnutrizione è un problema, l'Organizzazione Mondiale della Sanità registra ancora una carenza di consumo di grassi in molti paesi in via di sviluppo.

Il risultato dell'elongazione degli acidi grassi è un precursore delle prostaglandine, essenziali per mantenere una gravidanza. Alcuni ricercatori hanno osservato che c'è una significativa riduzione di elongazione degli EFA durante la gravidanza e riuscire a far fronte all'alta richiesta di questi, in particolar modo del DHA, è molto difficile. Di conseguenza, per vivere una gravidanza in salute occorre integrare una dose extra di questi elementi. Il ricercatore olandese dott. Gerard Hornstra, ha notato in particolar modo che le donne dovrebbero ridurre il consumo di acidi grassi trans da "idrogenazione industriale di oli commestibili".

Alcune fonti eccellenti di omega 3 elongato includono pesce grasso, come salmone e tonno, olio di fegato di merluzzo e tuorlo d'uovo. Può anche essere consumata carne degli organi proveniente da pollame ben nutrito e da bestiame al pascolo.

Vitamina B6

Il ruolo della vitamina B6 durante la gravidanza è stato ampiamente sottovalutato. La maggior parte delle volte, alle donne viene richiesto di aumentare il consumo di alimenti ricchi di ferro o viene prescritto un integratore di ferro per evitare il rischio di anemia in gravidanza. Il fatto è che i livelli di ferro e di vitamina B6 precipitano drasticamente durante il terzo trimestre e ci sono diverse probabilità di contrarre anemia per via della carenza di vitamina B6. Ciò può avvenire, anche se si ha un adeguato livello di ferro nel sangue.

L'anemia in gravidanza può influire negativamente sullo sviluppo mentale del feto. L'anemia causata dalla carenza di vitamina B6 non può essere differenziata dall'anemia causata dalla carenza di ferro nelle analisi del sangue.

Se in una donna in gravidanza il livello di vitamina B6 è basso, con molta probabilità anche nel latte materno questo livello rimarrà tale. Il corpo non ha la capacità di regolare la quantità di vitamina B6 nel latte materno in grandi proporzioni. Ciò significa che le donne che non assumono un adeguato livello di vitamina B6 non saranno in grado di produrre latte materno che ne contenga l'apporto necessario per il bambino. Un gruppo di ricercatori è arrivato alla conclusione che dai 3,5 mg ai 4,9 mg di vitamina B6 sono necessari per mantenerne un livello adeguato nel latte materno, il doppio rispetto a quello consigliato dalla GDA.

Carboidrati

I carboidrati consistono soprattutto in amidi, zuccheri, cellulosa e gomme. Prima di capire se i carboidrati sono una sostanza buona da consumare durante la gravidanza o meno, devi sapere che esistono due tipi di carboidrati: semplici e complessi. I carboidrati semplici sono quelli che si trovano in alcuni alimenti come dolciumi, frutta e prodotti infornati, mentre i carboidrati complessi sono quelli che si trovano in verdure, fagioli, cereali integrali e noci. I carboidrati semplici vengono spesso considerati una fonte istantanea di energia. I carboidrati complessi invece richiedono più tempo per essere digeriti.

Non c'è dubbio sul fatto che i carboidrati forniscano energia al corpo. È anche vero che quando vengono digeriti, insieme al glucosio, fonte di energia, vengono prodotti anche insulina, adrenalina e cortisolo. Questi composti possono causare dei disturbi come diabete, cancro, infarto, complicazioni cardiache, disturbi circolatori, nervosi e altro. Sappiamo anche che potrebbero influire negativamente sulla salute delle ossa.

Il dott. Loren Cordain, uno specialista in nutrizione, crede che due o tre razioni di cereali al giorno siano la dose massima necessaria per ogni individuo. Avrai sentito dire da molti sostenitori del vegetarianismo che l'uomo non è fatto per mangiare carne e che originariamente mangiava solo vegetali. Ma la storia ci dimostra il contrario. Gli esseri umani non sono fatti per consumare grandi quantità di carboidrati, ma grandi quantità di proteine. Ciò può essere accertato guardando alcuni studi sui fossili che mostrano come la statura dei primi agricoltori fosse molto minuta. Nelle prime comunità agricole inoltre era presente un alto tasso di mortalità.

Con le parole del dott. Joseph Brasco:

"In uno studio contenente cinquantuno riferimenti, un ricercatore ha concluso che esaminando la popolazione umana sulla terra in diversi periodi storici, c'è stato un generale declino della durata e della qualità della vita nel passaggio da cacciatori ad agricoltori. Oggigiorno abbiamo prove scientifiche riguardo al collegamento tra questi cambiamenti deleteri nell'essere umano e la sua dieta a base di cereali. Considerando che il 99,99% della nostra struttura genetica si è formata prima che sviluppassimo le tecniche di agricoltura, da una prospettiva biologica siamo ancora cacciatori"

Basta far caso al modo in cui è cambiato il nostro modo di mangiare oggigiorno per capire la quantità di complicazioni che le donne hanno dal punto di vista della gravidanza. La dieta cui erano abituate le popolazioni primitive e tradizionali conteneva una gran quantità di proteine provenienti da pesce marino e carne. Tuttavia, quelle donne primitive facevano tutto da sé. Non avevano delle balie che si prendevano cura dei loro figli. Non avevano lavastoviglie e lavatrici e di conseguenza si tenevano sempre occupate e in esercizio. Non correvano il rischio di diventare obese come lo corriamo noi oggi con tutte quelle macchine che ci aiutano a completare tutti i nostri lavori domestici.

L'attività fisica è stata ridotta e il tempo libero che siamo riusciti a ottenere è stato riempito con attività che non richiedono troppo sforzo. Sedersi al computer per navigare in rete o per lavorare non ci fa rimanere in esercizio come invece lo fa pulire la casa e crescere un figlio.

La mancanza di esercizio e la quantità supplementare di carboidrati che consumiamo grazie agli alimenti trattati e ai cereali raffinati provocano come risultato una secrezione di insulina maggiore. Anche se l'insulina supporta il metabolismo dello zucchero, essa stimola l'accumulo di grasso sui fianchi. L'insulina stimola l'appetito e aumenta la possibilità di contrarre disturbi cardiaci, scoliosi e cancro. L'insulina è inoltre nota per la sua capacità di aumentare la produzione della proteina C-reattiva, la quale velocizza l'infiammazione e l'invecchiamento. Un alto livello di insulina nel sangue può anche ridurre l'abilità di immagazzinare calcio e magnesio, causando diversi problemi alle ossa.

La quantità di zucchero che consumiamo oggigiorno causa problemi a chiunque, specialmente alle donne incinte. Anche se non c'è nulla di sbagliato nello zucchero in sé, il tipo di alimenti ricchi di carboidrati che consumiamo quotidianamente sono privati di ogni vitamina, proteina e sale minerale. Riuscire a digerire zuccheri raffinati senza la presenza di altri elementi nutritivi è impossibile. Il metabolismo incompleto dei carboidrati causa la produzione di acido piruvico. Questo inizia ad accumularsi all'interno di cervello, sistema nervoso centrale e globuli rossi. Questi metaboliti nocivi interferiscono con la respirazione delle cellule, causandone la morte.

L'indulgenza eccessiva nei confronti dei carboidrati è la vera causa dell'obesità dilagante in tutto il mondo. Chiunque prova a incolpare di questo fenomeno l'alta presenza di grassi all'interno degli alimenti che consuma. Se potessi eliminare gli zuccheri dalla tua dieta e consumare cereali integrali (invece di quelli raffinati), potresti garantirti un'ottima salute, una buona linea e saresti al sicuro dalle tossine.

È molto importante che tu capisca quali sono le sostanze che ti fanno bene e quali invece ti fanno male. Molte persone vengono disorientate dalle etichette in cui viene scritto "senza zucchero" e pensano di fare la scelta più salutare. Fai attenzione a queste cose, soprattutto quando sei incinta, perché quegli alimenti che trovi sugli scaffali del supermercato possono contenere additivi e derivati che non puoi permetterti di consumare. Alcuni di questi alimenti contengono aspartame, un sostituto cancerogeno dello zucchero. Gli alimenti le cui etichette contengono sciroppo di mais, olio di mais, farina di mais, amido di mais, gomma di xanthan e malto-destrine sono anch'essi più o meno pericolosi per la tua salute e per quella di tuo figlio. I dolcificanti di mais sono stati usati in vasta scala nel mondo occidentale come sostituti dello zucchero, ma allo stesso tempo sono stati molto dannosi. Oggi sono la causa principale di obesità e diabete.

Un eccessivo consumo di carboidrati causa un alto livello d'insulina, che a sua volta provoca una produzione eccessiva nel corpo di cortisolo, responsabile della demineralizzazione delle ossa, tra l'altro. La dispersione del contenuto minerale delle ossa insieme ai tessuti connettivi causa osteoporosi e degenerazione discale (ernia del disco). Considerato il fatto che soffri di scoliosi e che ti trovi in un momento particolare della tua vita, la salute delle ossa è estremamente importante, per questo devi assicurarti di godere di ottima salute per essere in grado di gestire il peso di tuo figlio per tutti i nove mesi, soffrendo il meno possibile.

Un'altra cosa che devi sapere quando elabori la dieta che seguirai in gravidanza è che integrare calcio e magnesio, consumando latte, yogurt e latticini, aiuta molto poco. Ciò è dovuto ai carboidrati in eccesso che impoveriscono il corpo di componenti minerali come calcio, magnesio, manganese, cromo, zinco, cobalto e rame, poiché il processo di digestione degli zuccheri causa acidità nel sistema, la quale provoca la deplezione di questi minerali essenziali.

Ciò non significa che il tuo corpo non necessiti di carboidrati. I carboidrati migliori si trovano nelle verdure, che sono un'ottima fonte di carboidrati e, contenendo una buona quantità di fibre, aiutano a mantenere lenta la digestione. Anche se ciò è vero per le carote e il mais, per le patate non è così, soprattutto quelle fritte (come nel caso di quelle dei fast food). Le patate hanno un alto contenuto di carboidrati e non contengono un buon livello di fibre che garantisca una digestione lenta.

La scelta migliore sarebbe quella delle verdure coltivate biologicamente. Assicurati che i prodotti biologici che compri siano freschi. Se non sei in grado di procurarteli nell'area in cui vivi, opta per frutta e verdura fresca. Le verdure in scatola e quelle surgelate non sono la scelta più salutare.

Un altro mito che devi sfatare è quello che tutta la frutta è salutare. Non c'è dubbio che la frutta sia un'ottima fonte di fibre e di alcuni dei minerali di cui hai bisogno durante la gravidanza. Ma ricordati che la frutta contiene grandi quantità di fruttosio, uno zucchero, e di conseguenza il corpo risponde al fruttosio come fa con lo zucchero. Dovresti perciò consumarla, ma senza esagerare nelle quantità.

Proteine

Tutti sanno che le proteine sono importanti per la crescita e la rigenerazione del corpo. Per questo motivo sono chiamate "mattoni" per la nutrizione, crescita e rigenerazione. Le proteine sono in realtà aminoacidi che si uniscono in varie combinazioni per formare gli enzimi, i quali vengono utilizzati per diverse funzioni.

Anche se le verdure contengono alcuni aminoacidi, solo i prodotti di derivazione animale possono fornire gli otto aminoacidi essenziali. I legumi sono ricchi di proteine vegetali e forniscono inoltre fibre e sali minerali. Non contengono, però, gli aminoacidi essenziali necessari per il corpo. Di conseguenza è necessario assumere proteine animali, se ci si vuole assicurare che da quel punto di vista la nutrizione sia completa.

Molti potrebbero metterti in guardia dal mangiare troppe bistecche o troppa carne rossa. Il problema non risiede nella carne in sé, ma nel modo in cui la carne viene trattata prima di arrivare sulla tua tavola. Fino alla metà del ventesimo secolo, le mucche macellate venivano da allevamenti al pascolo. Queste mucche erano allevate per un periodo di tempo che andava dai quattro ai cinque anni. Oggigiorno le mucche vengono nutrite con mais o cereali da foraggio e sono pronte a essere macellate nel giro di quattordici-sedici mesi. Un'ottima cosa per il commercio, ma non altrettanto per le persone che consumano questo tipo di carne.

Le mucche allevate con mais o grano da foraggio hanno una probabilità più alta di contrarre una serie di disturbi. Le mucche sono ruminanti e non sono fatte per digerire cereali. Il loro stomaco possiede i succhi gastrici necessari a digerire l'erba, ma non i cereali. Le mucche allevate al pascolo sono inoltre più magre e forniscono una fonte supplementare di acidi grassi omega 3, ottimi in gravidanza.

Le proteine che dovresti consumare in gravidanza dovrebbero derivare da pesce e frutti di mare e da carne di mucche da pascolo. Quest'ultima è stata riconosciuta essere un'ottima fonte di acido grasso omega 3, acido linoleico coniugato, beta carotene, alti livelli di vitamine A ed E, senza correre il rischio di contrarre infezioni bovine.

Senza dubbio, inoltre, il pesce e i frutti di mare sono l'alternativa migliore per integrare tutte le proteine necessarie a una donna incinta. Il problema ancora una volta non è nel/il pesce in sé, ma nel/il modo in cui questo viene allevato e nutrito. La maggior parte del pesce che trovi al supermercato deriva con molta probabilità da industrie ittiche. Dal momento che queste industrie ittiche si preoccupano soprattutto dei propri profitti, grandi quantità di pesce vengono relegate in aree molto piccole. L'affollamento eccessivo può causare lesioni e malattie nei pesci. Per assicurarsi che non sviluppino infezioni, vengono nutriti con antibiotici e prodotti chimici. Ad alcuni pesci vengono somministrati ormoni e farmaci, mentre altri sono geneticamente modificati. Ci sono inoltre vari stratagemmi che sono adottati dagli allevatori per rendere il pesce più rosa, in modo da poterlo vendere più facilmente e ad un prezzo più alto. Per esempio, ai salmoni da allevamento viene spesso somministrata cantaxantina e astaxantina per rendere la carne più rosa. Il salmone che vive in natura si nutre di gamberetti o piccoli crostacei, che li rende naturalmente rosa senza bisogno di ricorrere a sostanze chimiche. I pesci più sicuri da mangiare, se non riesci a procurarti del pesce che non provenga da allevamento, sono: salmone del Pacifico, lutiano, spigola, sardine, asinello e halibut.

Un'altra ottima fonte di proteine sono le uova. Se qualcuno ti ha detto di evitare l'albume perché pieno di colesterolo o responsabile di disturbi cardiaci, forse dovresti smettere di ascoltarlo. Le uova contengono la maggior parte dei sali minerali e delle sostanze di cui hai bisogno, eccetto la vitamina C. Contengono una grande quantità di vitamina A e D, che ti aiutano a combattere i radicali liberi. Sono anche un'ottima fonte di proteine, i "mattoni" del corpo, necessari in grande quantità dalla madre per il proprio bambino.

Fai molta attenzione alle uova prodotte artificialmente. Dovresti assicurarti che le uova che consumi in gravidanza derivino da galline nutrite con alimenti naturali. Le uova dovrebbero essere bollite o mangiate "all'occhio di bue", in modo che il tuorlo non venga a contatto con l'albume, poiché potrebbe ossidarlo.

Grassi

È molto importante adesso parlare dei miti associati ai grassi, poiché ne esistono molti. Eccone alcuni che avrai sentito spesso, credendo fossero reali.

- **Il consumo di grassi provoca disturbi cardiaci** — Vengono accusati in particolare i grassi animali, per via del livello di colesterolo e di grassi saturi che contengono. Negli Stati Uniti, tra il 1920 e il 1960, è aumentata considerevolmente l'incidenza di disturbi cardiaci. Questo è il periodo in cui è diminuito il consumo di grassi animali ed è aumentato quello di grassi vegetali idrogenati e trattati industrialmente (fonte: USDA-HNIS).

- **I grassi saturi intasano le arterie** — Gli studi provano che sono i grassi insaturi a provocare l'occlusione delle arterie. Con un'incidenza superiore al 74%, questo dato sfata il mito legato all'occlusione delle arterie causata dai grassi saturi.

- **I grassi di origine animale provocano il cancro** — Basta notare come il consumo di grasso di origine animale si sia ridotto in tutta la nazione, per accorgersi che ciò non è vero. Molte persone iniziano a consumare meno grassi di origine animale, di cui una parte relativamente grande è diventata vegetariana e vegana. Di fronte a questi dati, tuttavia, l'incidenza dei tumori non è diminuita, ma è aumentata moltissimo.

- **Una dieta a basso contenuto di grassi può farti stare meglio** — Questo è un mito che spesso viene confuso con la ginnastica. Un programma di esercizi può aiutarti a farti sentire meglio, mentre l'assunzione di basse quantità di grassi è stata associata a depressione, spossatezza, irritabilità, pensiero suicida e problemi psicologici.

- **La dieta degli uomini delle caverne aveva un basso contenuto di grassi** — Nulla di più distante dalla realtà. Gli uomini primitivi non assumevano grassi idrogenati, ma una gran quantità di grassi da pesce, frutti di mare, mammiferi marini, uccelli di terra, maiali, pecore, capre e noci. (fonte: Abrams, Food & Evolution, 1987).

Ciò dimostra che esistono grassi non salutari. Questi sono quei grassi che causano i disturbi che solitamente sono associati ai grassi in generale, come cancro, disturbi cardiaci, disabilità del sistema immunitario, sterilità, disturbi dell'apprendimento, problemi nello sviluppo e osteoporosi.

Gli oli parzialmente idrogenati e idrogenati non fanno bene alla salute. Anche gli oli trattati industrialmente, come quelli di semi di soia, mais, cartamo, cotone e colza, non sono salutari. Persino gli oli e i grassi portati ad alta temperatura per friggere fanno male, se vengono riutilizzati.

L'idrogenazione solidifica gli oli liquidi e aumenta la durata di conservazione dei grassi. Funge inoltre da aromatizzante. Gli alimenti in cui vengono normalmente aggiunti oli idrogenati includono margarina, cracker, prodotti da forno, biscotti, snack e alimenti trattati.

Chiedi a chi vuoi, chiunque ti dirà che i grassi saturi causano la maggior parte dei problemi di salute. Ma la realtà è un'altra. Il vero problema sono gli oli trattati, dal momento che contengono un alto livello di radicali liberi che causano tutti i disturbi.

I grassi saturi fanno bene agli esseri umani, dato che siamo mammiferi a sangue caldo. Il nostro corpo non funziona a temperatura ambiente. Questi grassi forniscono la rigidità necessaria alle membrane e ai tessuti cellulari per rimanere in salute. Incrementano, inoltre, l'attività del sistema immunitario e supportano attivamente la comunicazione intercellulare. Supportano, infine, la funzione polmonare e assicurano il corretto funzionamento dei reni e del sistema ormonale.

Un altro aspetto molto importante da considerare per una donna in attesa è che i grassi sono estremamente utili per il funzionamento del sistema nervoso. Di conseguenza, per assicurare al bambino un buon sistema nervoso, devi assumere la giusta quantità di grassi saturi.

Anche se i grassi vengono demonizzati dalla cultura occidentale, basta guardare la dieta inuit per iniziare a pensare in maniera diversa. Più del 50% dell'apporto calorico giornaliero degli inuit è composto esclusivamente da grassi, e, nonostante ciò, l'incidenza di disturbi cardiaci tra loro non è diversa (anzi, è più bassa) di quella di americani e canadesi.

Un'ottima fonte di grassi saturi sani è la noce di cocco. Tra i tre tipi di grassi saturi esistenti, quello contenuto nella noce di cocco è il più salutare. Uno studio condotto nel 2004 e pubblicato sulla rivista Clinical Biochemistry mostra che l'olio di cocco diminuisce il livello totale di colesterolo e di LDL (colesterolo cattivo).

Gran parte della ricerca condotta dal dott. Price della fondazione Weston A. Price riguarda gli "attivatori liposolubili", che sono le vitamine A, D e K, che fungono da catalizzatori per l'assorbimento dei sali minerali. Ciò significa che gran parte di quello che consumiamo non è in grado di essere assorbita correttamente, se non possediamo la giusta quantità di questi attivatori. Nelle diete tradizionali queste sostanze nutritive erano presenti in quantità dieci volte superiori.

La cosa più importante è che le ricerche moderne convalidano le scoperte del dott. Price. Sappiamo che la vitamina A è necessaria per il metabolismo delle proteine e dei sali minerali e per la prevenzione di difetti alla nascita. È inoltre necessaria per il corretto sviluppo del feto e del bambino, oltre che per produrre gli ormoni dello stress e quelli sessuali, regolare la funzione della tiroide e mantenere occhi e ossa in salute.

La vitamina D è essenziale per il tono muscolare, per il corretto funzionamento del sistema nervoso, per garantire la salute delle ossa e dell'apparato riproduttivo e per vari disturbi psicologici. La vitamina K, invece, supporta il corretto sviluppo dell'apparato scheletrico, la riproduzione, e difende dalla calcificazione e infiammazione delle arterie. Si pensa che queste due vitamine lavorino in modo sinergico.

Quando consumi grassi saturi insieme a queste vitamine, assicuri il corretto sviluppo fisico e mentale del tuo bambino. La vitamina A si può trovare nelle fonti animali come manzo, pesce grasso, olio di fegato di merluzzo, tuorlo d'uovo e latticini. Uno dei precursori della vitamina A è il beta carotene, che si trova nelle verdure a foglia verde e in quelle di colore arancione, come le carote. La vitamina D viene prodotta dal corpo quando è esposto al sole. Anche la vitamina K viene prodotta dal corpo grazie alla flora batterica intestinale, per questo motivo fa bene consumare alimenti fermentati come natto e kefir.

I probiotici

I probiotici sono essenziali per rimanere in salute durante il periodo della gravidanza. Ciò perché l'80% circa del sistema immunitario risiede nell'apparato gastrointestinale. Esistono più di cinquecento specie di batteri che vivono in quest'apparato. Dentro di te vivono circa cento trilioni di batteri, circa dieci volte il numero di cellule nel corpo.

L'equilibrio ideale tra batteri buoni e cattivi è dell'85% e 15%. I probiotici supportano l'aumento dei batteri buoni, di conseguenza equilibrano la tua flora intestinale. Le persone consumano gli alimenti fermentati come lo yogurt per aumentare il livello di batteri benefici all'interno del corpo. In India ci sono ancora persone che bevono una bevanda a base di yogurt di nome "lassi" prima di consumare un pasto. Anche gli abitanti della Bulgaria consumano una grande quantità di latte fermentato e kefir, e sono famosi per la loro longevità. Nelle culture asiatiche è ancora comune la fermentazione di rape, cavoli, melanzane, cetrioli, zucche, cipolle e carote.

Il kefir contiene, insieme ai probiotici, il triptofano, un aminoacido che provoca un effetto rilassante sul sistema nervoso centrale. Contiene inoltre una gran quantità di calcio e magnesio ed è un'ottima fonte di vitamina B12, B1 e K. Gli alimenti fermentati o da coltura sono parzialmente digeriti da enzimi, funghi o batteri benefici. Ciò permette una maggiore biodisponibilità degli elementi nutritivi di questi alimenti. Produrre alimenti in coltura, come i crauti, è molto semplice. Basta tagliare a listarelle il cavolo e altre verdure, riporle in un contenitore ermetico e lasciarle fermentare per alcuni giorni ad alta temperatura. Durante la fermentazione, gli zuccheri verranno trasformati in amidi e acido lattico. Una volta che è avvenuta la fermentazione, puoi interromperne il processo riponendo queste verdure in frigo. Nel tempo, le verdure diventano come "sottaceti". Gli enzimi contenuti negli alimenti fermentati aiutano inoltre a digerire gli altri alimenti consumati.

Prepara il kefir a casa

Kefir, che letteralmente significa "sentirsi bene" in turco, è un antico alimento fermentato, ricco di enzimi e di micro-organismi benefici, in grado di equilibrare il tuo "ecosistema interiore" per farti mantenere una salute ottimale e rafforzare il tuo sistema immunitario.

Ingredienti:

- 50 grammi di kefir in grani o una coltura starter di kefir
- 500 ml di latte fresco

Preparazione:

- Rimuovi i grani di kefir dallo starter in cui era precedentemente contenuto, usando un colino o uno scolapasta.
- Scola i grani di kefir per rimuovere il kefir in eccesso. Non è necessario risciacquare (in caso puoi usare del latte fresco).
- Posiziona i grani di kefir in un barattolo di vetro o in una caraffa con del latte fresco. Cerca di mantenere il rapporto tra grani di kefir e latte a 1:10.
- Mettilo da parte e lascialo a fermentare a temperatura ambiente per ventiquattro ore o più.

Nota: il kefir di derivazione non lattica può essere fatto con acqua zuccherata, succo di frutta, latte di cocco, di riso o di soia. Tuttavia, i grani di kefir non fermentano in questi liquidi, quindi è meglio usare solo una parte della coltura o di grani di kefir per questo procedimento.

Due ricette per verdure fermentate

Crauti tradizionali
Ingredienti:

- Un cavolo cappuccio di medie dimensioni
- Acqua non clorata
- Una coltura starter per verdure

Preparazione:

- Affetta il cavolo (puoi farlo sia a mano che con un robot da cucina).
- Poni il cavolo tagliato in una scodella larga.
- Frantuma il cavolo.
- Mescola una confezione di coltura per verdure nell'acqua filtrata.
- Poni il cavolo affettato e l'acqua con la coltura in un barattolo di vetro di medie dimensioni. Pressa il cavolo mentre aggiungi l'acqua fino a quando non ne è totalmente sommerso. Il liquido dovrebbe essere distante dall'orlo del barattolo di almeno due centimetri.
- Copri il barattolo e riponilo a temperatura ambiente per tre-sette giorni.
- Dopo la fermentazione, riponilo nel frigorifero.

Una volta riposto nel frigorifero può durare dai due ai tre mesi, grazie a questo metodo di conservazione. Per renderlo più gustoso, puoi aggiungere altre verdure come carote, cavolfiore wakami, peperoncino e zenzero.

Kimchi (crauti coreani)
Ingredienti:

- La testa di un cavolo cui è stato rimosso il torso tagliata a striscioline
- Alcune cipolle verdi tritate
- 1 bicchiere di carote grattugiate
- ½ bicchiere di daikon grattugiato (facoltativo)
- 1 cucchiaio da tavola di zenzero grattugiato fresco
- 3 spicchi di aglio sbucciati e tritati finemente
- ½ cucchiaino da te di peperoncino tritato
- Un cucchiaio da tavola di sale oceanico, ad esempio sale del mar Celtico o sale dell'Himalaya
- Una confezione di coltura starter per verdure

Preparazione:

- Riponi verdure, zenzero, peperoncino tritato e sale oceanico in una scodella assieme all'acqua contenente la coltura starter e pestala con un pestello di legno per fare uscire il succo.
- Metti il preparato in un barattolo di vetro a bocca molto larga con un tappo che lo sigilli.
- Pressa la verdura con il pestello fino a che tutto il succo raggiunge la parte superiore del barattolo. Il succo deve coprire totalmente la verdura e non deve superare 2 cm dall'orlo del barattolo, in modo da dare spazio alla fermentazione.
- Metti il coperchio e chiudilo saldamente, poi mantieni a temperatura ambiente per tre giorni.
- Dopo tre giorni, riponi il barattolo in frigo o in un posto fresco.

Omega 3

Una sostanza nutritiva particolarmente sottovalutata nelle diete moderne è l'acido grasso omega 3. L'omega 3 non solo è importante per il concepimento, ma anche per mantenere la gravidanza. Le diete tradizionali contenevano una proporzione di acidi grassi omega 3 e 6 di 1:1, mentre le diete moderne contengono troppi omega 6. La proporzione va da 50:1 a 20:1. Ciò che dobbiamo fare, di conseguenza, è aumentare l'assunzione di omega 3 e ridurre quella di omega 6. Alcuni acidi grassi ricchi di omega 3 sono: acido alfa-linolenico (ALA), acido eicosapentaenoico (EPA) e acido docosaesaenoico (DHA).

L'ALA può essere ottenuto da fonti vegetali come i semi di lino e noci; EPA e DHA sono invece reperibili principalmente da esseri viventi marini. Puoi inoltre equilibrare il rapporto tra omega 3 e 6 cambiando abitudini alimentari riguardo alla carne che consumi. I vitelli da pascolo tendono ad avere una proporzione di omega 6 e 3 di 0,16:1, e quindi la loro carne è ideale per una dieta sana. Questo rapporto non solo aiuta a combattere i disturbi degenerativi delle ossa, ma aiuta a mantenere normali le funzioni cardiache, riducendo le infiammazioni e permettendo il corretto sviluppo nervoso del feto.

A costo di sembrare ripetitivo, ma per avere una chiara sintesi, in basso troverai i punti da tenere a mente per riuscire a realizzare una perfetta dieta per la gravidanza.

- Non fidarti di ciò che ti dicono i libri sulla gravidanza moderni, senza rifletterci sopra. Molti di questi libri sono basati su miti che esistono da moltissimo tempo, e inoltre sono influenzati da ciò che i produttori delle varie industrie alimentari vogliono che noi crediamo.

- Segui le diete tradizionali dei nostri antenati e un giorno sarai grata di essere tornata alle tue radici.

- Non pensare che ogni tipo di grasso faccia male o sia pericoloso. Assicurati di possedere un livello di grassi saturi adatto, per permettere agli "attivatori" di compiere il proprio dovere.

- La giusta proporzione di acidi grassi è estremamente importante.

- Il miglior modo per elaborare una dieta sana è di "tornare alle origini" e consumare carne proveniente da allevamenti naturali come animali al pascolo e pesce pescato al naturale, non da allevamento.

CAPITOLO 12
Gli esercizi da fare in gravidanza

I corpo di una donna subisce diversi cambiamenti dopo il parto. Alcune donne accettano i cambiamenti del corpo in gravidanza, mentre molte altre non sono in grado di accettarli o di aspettare il tempo necessario per tornare in forma dopo il parto. A volte sembra che la colpa sia dei media, i quali propongono un'immagine distorta della donna in attesa che torna in forma subito dopo il parto. Ma se sei ben informata , saprai già che non bisogna crederci.

Sono molti i benefici dell'esercizio fisico in gravidanza e postparto. Dal punto di vista fisico, potresti ottenere una migliore stabilità lombo-pelvica, assumere una posizione corretta e rafforzare i muscoli, riportandoli alle loro dimensioni originali. Puoi inoltre riuscire a prenderti cura di schiena, addominali e area pelvica, e ciò e molto importante per la tua scoliosi. L'esercizio fisico aiuta ad avere un migliore sistema immunitario, migliora la qualità del sonno (ed è importante migliorare la qualità del sonno, poiché la quantità si riduce a partire dal terzo mese e ancora di più dopo il parto), la digestione e velocizza la rigenerazione.

Prima di entrare nel merito degli esercizi specifici da eseguire in gravidanza e dopo il parto, è importante capire cosa avviene nella

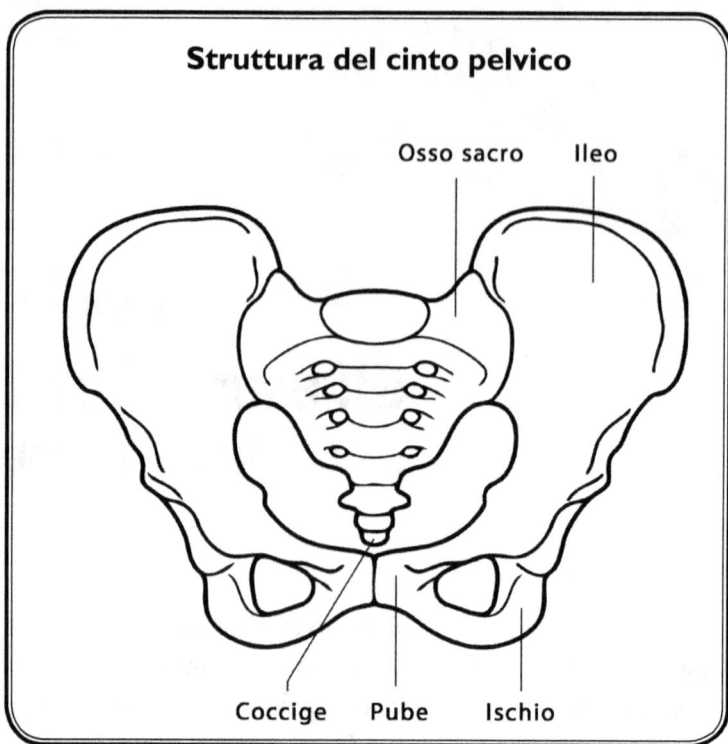

Struttura del cinto pelvico

Osso sacro Ileo

Coccige Pube Ischio

struttura del corpo, specialmente in relazione alla tua postura, alle ossa iliache (bacino) e alla colona vertebrale.

Il bacino comprende cinque ossa: l'ilio, la parte del bacino a forma di ala; l'ischio, la parte spessa inferiore del bacino che conduce alla zona in cui si trovano le cosiddette "ossa per sedersi"; il pube, la parte frontale del bacino dove s'incontrano l'osso sacro, di forma triangolare, formato da cinque vertebre fuse; il coccige, formato da 4 vertebre fuse.

Il bacino ha principalmente due articolazioni importanti:

• **La sinfisi pubica (SP)** — È situata nella parte frontale del bacino, dove si incontrano le due ossa pubiche, ed è separata da uno strato di cartilagine largo normalmente 4 mm. Questa articolazione non consente nessun movimento, eccetto in gravidanza.

- **Le articolazioni sacroiliache (SIJ)** — Queste sono le articolazioni che collegano la colonna vertebrale al bacino. Dal momento che supportano il peso della parte superiore del corpo e sopportano l'impatto trasmesso dalla parte inferiore durante la corsa e la camminata, queste articolazioni vengono considerate le più forti del corpo. Vengono inoltre considerate essere sinoviali, poiché il fluido sinoviale consente loro dei movimenti armoniosi. Tuttavia, a partire dai trent'anni, queste articolazioni iniziano a diventare cartilaginee.

Dato che queste articolazioni non sono fatte per muoversi troppo, esistono dei meccanismi di chiusura per assicurare che le articolazioni rimangano al proprio posto. Questi meccanismi vengono chiamati form closure e force closure. La form closure è associata alla struttura di legamenti, ossa e articolazioni, mentre la force closure all'attivazione o al movimento dei muscoli e della fascia. L'osso sacro, che si trova tra le due ossa iliache, causa form closure, i muscoli pelvici causano force closure, supportando la compressione delle articolazioni per permettere la mobilità.

Quando sei incinta, il livello di lassità delle articolazioni aumenta. L'apertura del bacino si allarga per permettere il parto. Uno dei problemi più grandi che una donna incinta su cinque si trova ad affrontare è il dolore del cinto pelvico. Questo termine viene utilizzato per riferirsi a qualunque tipo di dolore nella zona inferiore della schiena o per i disturbi del bacino. Dal momento che possono causare parecchio disagio in gravidanza, fino a provocare anche disabilità, questi sintomi devono essere presi molto sul serio.

La relaxina è l'ormone che rende le ossa del bacino più mobili del normale. Questo ormone viene prodotto sia dalle donne incinte che da quelle non incinte. Nelle donne non incinte, o nel primo trimestre di gravidanza, la relaxina viene prodotta dal corpo luteo (una massa gialla che rimane nelle ovaie dopo l'ovulazione). Tuttavia, da quando entri nel secondo trimestre, la relaxina viene prodotta dalla placenta e dalla decidua. La placenta smette di produrre relaxina dopo il parto.

Dal momento che la relaxina consente una gamma di movimenti più ampia nell'area pelvica e nell'area inferiore della schiena, è necessario che gli esercizi da svolgere in gravidanza siano eseguiti con molta cura. Ho specificato alcuni punti che dovrai tenere a mente per tutto il tempo. Questi sono quegli aspetti che devono essere ricordati continuamente mentre ti alleni in gravidanza e postparto, poiché molti tendono ad ignorare gli effetti persistenti della relaxina, la quale può causare problemi nell'area inferiore della schiena e nella zona pelvica.

Tutti gli esercizi devono essere eseguiti all'interno della normale gamma di movimenti.

È necessario inoltre fare particolare attenzione alla velocità, dal momento che movimenti veloci con leva lunga possono provocare uno stiramento. Di conseguenza attività come kick-boxing, tae-bo, karate e altri tipi di esercizi che richiedono l'esecuzione di movimenti veloci dovrebbero essere evitati.

Anche se svolgi esercizi di yoga che non coinvolgono l'uso di movimenti veloci o inconsueti, devi tenere a mente la normale gamma dei movimenti. Se non fai attenzione, andrai molto probabilmente incontro a degli stiramenti muscolari.

Devi fare molta attenzione all'allineamento del corpo durante alcuni esercizi in particolare. Mantenere le ginocchia o i gomiti rigidi non è consigliabile mentre svolgi gli esercizi o stai in posizione.

Una posizione eretta dovrebbe essere mantenuta in ogni momento. La colonna vertebrale dovrebbe stare sempre in posizione neutrale. Quando svolgi esercizi cardio ripetitivi, come l'ellittica o lo stepper, è importante che tu tenga d'occhio l'orologio.

Dovresti evitare di andare in bicicletta o fare cyclette in gravidanza e dopo il parto, poiché questo tipo di esercizi può provocare disagi alla sinfisi pubica e alle articolazioni sacro-iliache.

Devi evitare gli allungamenti eccessivi. Nonostante ti venga voglia nel periodo successivo al parto, devi aspettare dalle sedici alle venti settimane prima di poter compiere questi sforzi. Provare ad andare oltre la normale gamma di movimenti delle articolazioni può comprometterne la stabilità e l'eccessivo allungamento può provocare lassità permanente.

Tutte le attività ad alto impatto devono essere interrotte fino a un mese dopo il parto. L'aumento di pressione sulle articolazioni può provocare parecchio stress su ginocchia, caviglie, bacino e anche sulla colonna vertebrale. Bisognerebbe anche evitare la corsa, almeno fino a un mese dopo il parto, soprattutto se la scoliosi è grave.

Se sei abituata a fare esercizio fisico e vuoi mantenere la tua routine in gravidanza, puoi farlo fino al 70% del carico pre-gravidanza. Alcuni aspetti che devono essere evitati includono l'abuso di articolazioni instabili o lasse, lo svolgimento di esercizi su basi instabili o iniziare gli esercizi con il sollevamento di pesi eccessivi.

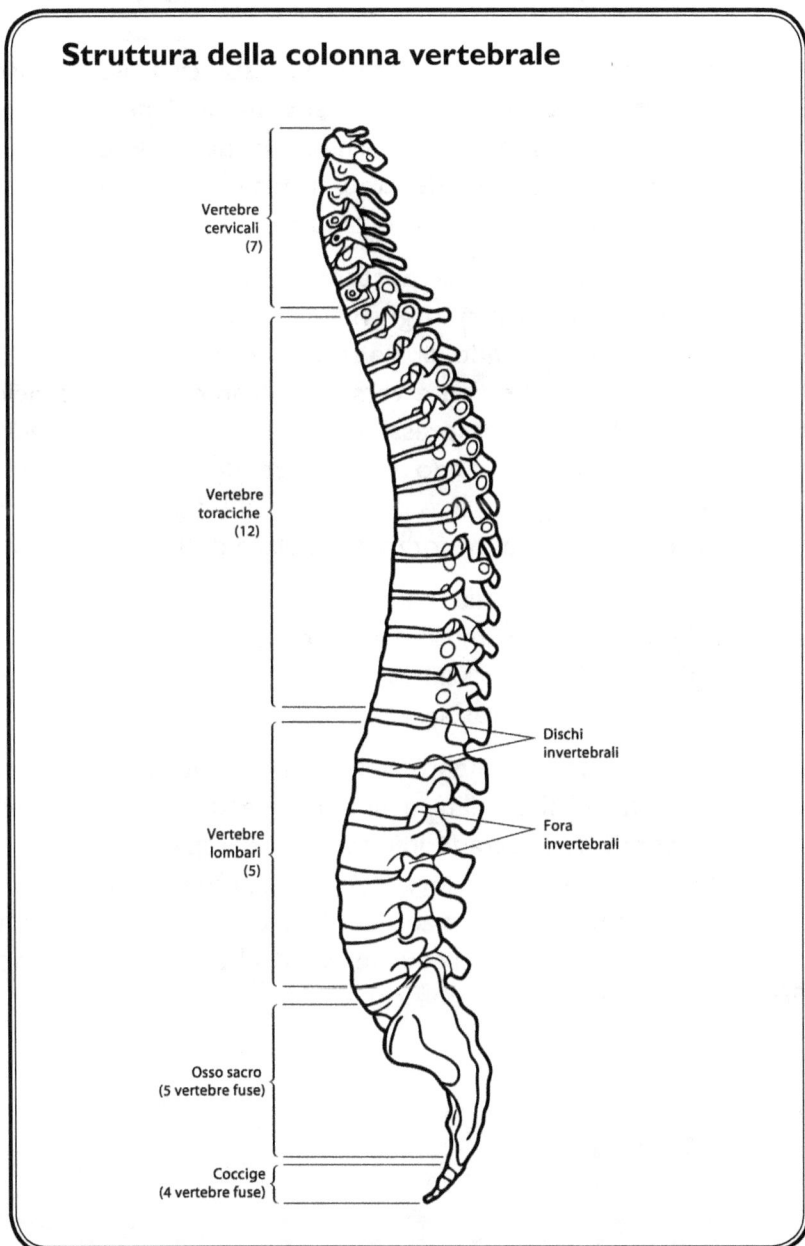

Struttura della colonna vertebrale

Vertebre cervicali (7)

Vertebre toraciche (12)

Dischi invertebrali

Fora invertebrali

Vertebre lombari (5)

Osso sacro (5 vertebre fuse)

Coccige (4 vertebre fuse)

La pressione che la gravidanza esercita sulla colonna vertebrale è molto forte. Per questo motivo bisogna prestare particolare attenzione per proteggere la colonna vertebrale da qualunque tipo di lesione. La colonna vertebrale è formata da trentatrè ossa, di cui ventiquattro sono separate tra loro, cinque di esse sono fuse nell'osso sacro e le restanti quattro formano il coccige. Le piccole sezioni della colonna vertebrale sono separate da dischi intervertebrali fatti di fibrocartilagine. Questa cartilagine agisce come cuscinetto e permette i movimenti naturali della colonna vertebrale. I dischi intervertebrali forniscono inoltre le capacità di cuscinetto e di assorbimento dei traumi necessari a proteggere il midollo spinale da qualunque tipo di trauma.

È importante mantenere la postura della colonna vertebrale sempre corretta, soprattutto in gravidanza. Questa postura viene chiamata "neutrale". Quando la zona cervicale e lombare della colonna vertebrale sono curvate verso l'interno e la zona toracica è curvata verso l'esterno, la pressione sulla colonna vertebrale è equamente distribuita, causando uno carico di stress minimo. In questa postura la maggior parte del supporto è fornito dalle ossa della colonna vertebrale e lo sforzo muscolare richiesto è minimo.

La corretta postura della colonna vertebrale può aiutare a migliorare l'efficienza neuromuscolare, eliminare il dolore, prevenire lesioni, migliorare la circolazione e la flessibilità, incrementare l'efficienza respiratoria e rilasciare la tensione.

È normale che l'allineamento vertebrale cambi in gravidanza. Aumenta il livello di flessibilità e di elasticità dei legamenti della colonna vertebrale e il largo addome esercita una spinta in avanti che provoca un oscillazione anteriore del bacino. Questi cambiamenti del corpo rendono difficile mantenere la colonna vertebrale in posizione neutrale. Anche il peso del seno che si sviluppa rende difficile mantenere una posizione corretta.

Cambiamenti posturali in gravidanza

La spinta in avanti dell'addome può provocare la dislocazione in avanti del bacino. Per compensare questo tipo di spostamento in avanti e mantenere un equilibrio, la parte superiore del corpo oscilla verso l'interno, creando un'ampia scoliosi lombare.

Alternativamente, la perdita di tono addominale riduce la capacità di mantenere il corretto allineamento del bacino e provoca un oscillazione anteriore.

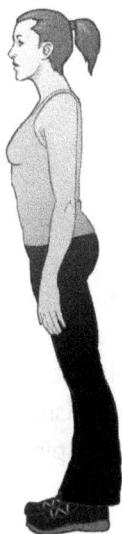

Bacino neutrale

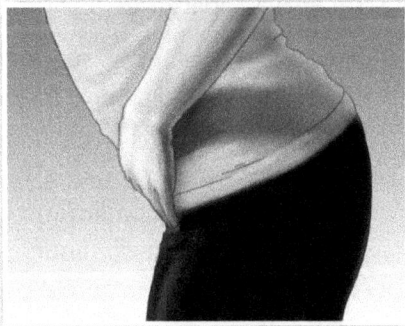

Postura corretta

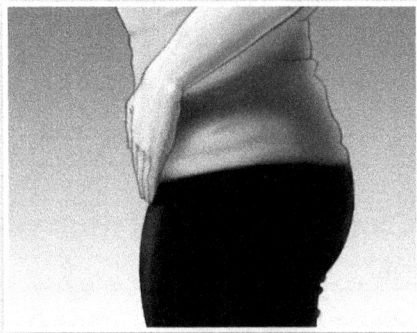

Oscillazione anteriore del bacino

Cambiamenti muscoloscheletrici in gravidanza

Non esiste una postura specifica per le donne incinte che si possa definire normale. Ciò che avviene quando sei incinta è che alcuni degli squilibri posturali raggiungono livelli esagerati. A volte la spinta provocata dall'addome gonfio può spingere il bacino in avanti. Questo sbilanciamento può essere compensato spostando la parte superiore del corpo indietro, un ripiego che provoca lordosi lombare.

Avviene inoltre la perdita di tono dei muscoli addominali. La capacità di mantenere il bacino in una posizione corretta è, di conseguenza, ulteriormente ridotta, provocando un'oscillazione anteriore. Se il bambino si trova su un lato, c'è la possibilità di sviluppare una flessione laterale. Nel terzo trimestre la zona inferiore della gabbia toracica si allarga e l'utero sale sugli addominali superiori, riducendo la mobilità toracica.

Tutti questi cambiamenti hanno un impatto sul tipo di esercizio che vuoi svolgere in gravidanza.

I Cambiamenti dei muscoli addominali in gravidanza

La colonna vertebrale e le ossa del bacino non sono le uniche aree a subire mutamenti in gravidanza. Tutto il corpo va incontro a una serie di cambiamenti significativi, cambiamenti che avvengono in ossa, muscoli e vari apparati del corpo.

I muscoli addominali supportano diverse parti della colonna vertebrale, inclusa la regione lombare e pelvica. In quelle stesse aree, inoltre, supportano gli organi. I muscoli addominali hanno anche il compito di flettere e curvare il tronco e mantenere il corretto allineamento pelvico. Coadiuvano i movimenti espulsivi, come il vomito e la defecazione, senza dimenticare il compito di spingere il bambino fuori dall'utero al momento del parto.

Durante la gravidanza, i muscoli addominali subiscono un forte allungamento per far spazio al bambino che cresce. Anche la relaxina gioca un ruolo fondamentale in questo allungamento. Avviene inoltre la diastasi dei muscoli retti addominali, un fenomeno che si presenta nel terzo trimestre e colpisce circa il 66% delle donne.

Alcune donne credono che durante la sezione cesarea i muscoli addominali subiscano un danno eccessivo e quasi irreparabile. Tuttavia ciò non è vero, poiché i muscoli non vengono sezionati durante la procedura.

La guarigione dei muscoli addominali avviene alcuni giorni dopo il parto. Anche l'ampio distacco tra i muscoli comincia a ridursi. In otto settimane, la riduzione del divario tra i muscoli raggiunge il culmine, ed è in quel momento che si ottiene una stabilità. Dopo questa fase, è necessario fare esercizio fisico per ridurre ulteriormente il divario. Puoi iniziare a svolgere gli esercizi per rafforzare i muscoli addominali quasi subito, circa ventiquattr'ore dopo il parto. Gli esercizi di oscillazione del bacino e quelli per il muscolo trasverso dell'addome, livello I, vengono molto spesso insegnati alle madri in molti ospedali, prima di essere dimesse.

La struttura del pavimento pelvico

Il pavimento pelvico è formato da muscoli e fasci. Si compone di vari strati: lo strato in cui si trova il fascio più profondo; lo strato in cui si trova il muscolo elevatore dell'ano; la membrana perineale, che collega l'uretra e la vagina alle pareti pelviche; i muscoli perineali superficiali, che assumono la forma del numero 8.

I muscoli del pavimento pelvico supportano gli organi pelvici e agevolano la continenza fecale e urinaria. Aiutano a controllare il bisogno impellente di evacuare e agevolano la rotazione del bambino nella posizione corretta per partorire senza alcuno sforzo. Durante la gravidanza, i muscoli del pavimento pelvico cambiano per via dell'aumento di peso che devono sopportare.

Il primo parto vaginale può causare una piccola serie di lesioni di muscoli e nervi. I muscoli del pavimento pelvico devono tendersi al massimo per permettere la discesa del bambino. A volte il perineo subisce dei traumi per via di lacerazioni o episiotomie.

Gravidanza e struttura del seno

Tutti sappiamo che il seno attraversa una lunga serie di cambiamenti durante la gravidanza. Inizierai a notare questi cambiamenti sin dal primo trimestre. La crescita del tessuto mammario è stimolata dagli alti livelli di estrogeno, progesterone e relaxina.

Il seno comincia a gonfiarsi e a riempirsi di latte fino a quando non ce n'è in abbondanza. Dal momento in cui il bambino comincia a succhiarlo, il gonfiore si riduce ma innesca una produzione maggiore di prolactina. Quanto più aumentano i livelli di prolactina, tanto più diminuiscono quelli di estrogeno. Ciò provoca l'assenza di ciclo mestruale, che causa la soppressione delle funzioni ovariche e porta alla manifestazione di alcuni sintomi della menopausa, come vampate di calore, sudorazioni notturne e riduzione delle secrezioni vaginali.

L'allattamento provoca anche un impatto significativo sulla componente minerale ossea del corpo. Il corpo perde circa il 5% della componente minerale delle ossa nei primi tre mesi. Ciò avviene perché sono gli estrogeni a mantenere il corretto equilibrio della formazione e del riassorbimento osseo, agevolando l'assorbimento del calcio e riducendone la perdita attraverso i reni. Nel caso in cui non avvenga la produzione di estrogeni, queste funzioni sono compromesse, causando in quel lasso di tempo l'indebolimento delle ossa.

La particolare postura che si adotta durante l'allattamento ha un ulteriore impatto sulla quantità di stress che la colonna vertebrale deve sopportare. Ciò può causare dolore cronico a collo e spalle. Alcune donne pensano che non sia una buona idea fare esercizio fisico durante il periodo dell'allattamento. Al contrario, gli esercizi a carico naturale e quelli di resistenza possono aumentare la massa muscolare per permetterle di supportare le altre strutture. L'aerobica e gli esercizi di resistenza sono anche in grado di rallentare la perdita di densità ossea.

L'allattamento è un'attività che richiede in media circa 500 kcal al giorno. Il modo in cui il grasso viene utilizzato per questo scopo agevola ulteriormente la perdita di peso. Tuttavia, diete estreme ed esercizio fisico intenso possono causare il deterioramento della qualità del latte.

Ci sono alcune cose che devi tenere a mente, a proposito di esercizio fisico, quando sei in allattamento:

- Prima di svolgere attività fisica, assicurati di aver estratto il latte o di aver allattato. Ciò aiuta sia a ridurre il peso del seno, che a prevenire le fuoriuscite di latte. Seni pieni e gonfi possono risultare scomodi, durante l'attività fisica.

- Assicurati che il reggiseno che indossi possegga un supporto adeguato. Ciò ti aiuterà a prevenire stiramenti eccessivi. Non indossare il reggiseno per allattamento che usi di solito. Usa un reggiseno sportivo, in modo da ridurre il rimbalzo del seno e migliorarne l'ammortizzazione.

- Riduci la gamma di movimenti necessari per gli esercizi delle braccia. Cerca di non compromettere la posizione del corpo e l'allineamento delle articolazioni sollevando pesi eccessivi. Comincia a praticare, comunque, il sollevamento di pesi leggeri.

- Avvolgi un asciugamano attorno al seno quando svolgi attività fisica in posizione prona.

Svolgere attività fisica in gravidanza

Svolgere attività fisica è importante per ogni donna incinta, altrimenti si rischia che le proprie condizioni di salute peggiorino col passare dei mesi. Svolgere attività fisica diventerà più difficile quando il peso del tuo corpo aumenterà, perciò è una buona idea iniziare da subito.

L'attività fisica può aiutarti a combattere la sensazione di essere fuori forma che inizierai a provare col passare del tempo. Ti aiuterà a sentirti più carica, permettendoti di dormire meglio e di riuscire a gestire i tuoi sbalzi d'umore in maniera migliore. L'attività fisica, inoltre, ti aiuta a rafforzare i muscoli, in modo da poter gestire lo squilibrio causato dal ventre gonfio, riduce il dolore alla schiena e ti permette di tornare in forma più velocemente dopo il parto.

A prescindere da quanto ti senti bene, dovresti consultare il tuo medico di fiducia e parlare con lui del tipo di esercizi che intendi svolgere.

Le donne incinte affette da scoliosi hanno un bisogno maggiore di svolgere attività fisica, poiché traggono molti benefici dal supporto alla colonna vertebrale che viene fornito dall'esercizio. L'aumento di peso inizia a esercitare una forte pressione sulla colonna vertebrale e l'attività fisica può aiutare a ridurre la quantità di stress che questa deve sopportare. L'aumento di lassità dei legamenti dovuto ai cambiamenti ormonali può inoltre gravare ulteriormente sul mal di schiena.

Le donne incinte possono fare aerobica, calistenica, e anche ginnastica acquatica. La ginnastica aerobica prevede movimenti ritmici, continui e ripetuti, abbastanza faticosi da richiedere alti livelli di ossigeno. Alcuni degli esercizi di aerobica che puoi svolgere sono: camminata veloce, jogging, ciclismo e nuoto. La ginnastica calistenica prevede movimenti leggeri che tonificano i muscoli. Quest'attività aiuta a migliorare la postura e il supporto. Alcuni di questi esercizi sono stati sviluppati proprio per le donne incinte e possono anche fornire sollievo per il mal di schiena. Cerca di svolgere solamente esercizi di ginnastica calistenica sviluppati per le donne incinte. Devi aver sentito parlare della ginnastica acquatica per le donne incinte, della quale possono essere frequentate diverse classi. Lo sforzo esercitato sulle articolazioni è minore, grazie alla spinta fornita dall'acqua. Puoi anche prendere delle lezioni di yoga, specifiche per donne in gravidanza. Queste in particolare possono essere molto utili per aumentare la resistenza e migliorare la postura.

È importante scegliere gli esercizi adatti alla tua gravidanza. Alcuni di questi esercizi, se non hai una tua routine di allenamento, possono essere:

- Camminata a ritmo sostenuto
- Nuoto in acqua poco profonda, né troppo calda, né troppo fredda
- Ginnastica acquatica per la gravidanza
- Esercizio su cyclette e su macchinario per step, a velocità e tensione sostenuta
- Esercizio su vogatore, a velocità e tensione sostenuta
- Yoga specifico per donne in gravidanza
- Esercizi di Kegel e di tonificazione pelvica

Le donne incinte già allenate possono scegliere di svolgere questi altri esercizi:

- Sci di fondo
- Jogging per circa 1 chilometro al giorno
- Tennis doppio (il singolo può risultare troppo estenuante)
- Escursionismo su territori pianeggianti
- Ginnastica attraverso danza e ballo

Ecco alcuni suggerimenti per iniziare a svolgere attività fisica.

Il riscaldamento è una parte essenziale dell'attività fisica e non devi tralasciarlo quando sei incinta. Inizia con dieci minuti di riscaldamento, seguito da cinque minuti di esercizio estenuante e cinque minuti di raffreddamento. Puoi aumentare il tempo impiegato per svolgere l'esercizio vero e proprio dopo qualche giorno, man mano che acquisisci confidenza.

- Usa lo stretching per distendere i muscoli. Non compiere stiramenti eccessivi e non saltellare, poiché può essere pericoloso per la lassità dei legamenti e per i muscoli.
- Controlla sempre l'orologio per evitare di allenarti eccessivamente allo scopo di metterti molto in forma. Assicurati di svolgere gli esercizi con moderazione, per prevenire un sovrallenamento.
- Cerca sempre di seguire un programma di allenamento. Allenarsi in maniera stravagante può provocare rigidità muscolare, con il conseguente ritorno a una fase di pre-allenamento. Se avverti ciò, è una buona idea fare degli esercizi di riscaldamento quando non riesci a svolgere un intero programma di esercizi.
- Assicurati di bere una grande quantità di liquidi prima, durante e dopo gli esercizi.
- Non svolgere mai attività fisica a stomaco vuoto. La mancata assunzione di cibo può indebolirti in gravidanza, e ciò può essere molto rischioso mentre svolgi gli esercizi.
- Indossa vestiti comodi. Ciò che indossi ti deve permettere di stirare i muscoli facilmente, l'intimo deve essere in cotone o in tessuto traspirante.
- Allenarti su una superficie di legno o ricoperta da un tappeto può aiutarti a ridurre l'impatto sulle articolazioni. Se ti alleni all'aperto, dovresti cercare di fare jogging su sentieri di terra o erbosi.

È raccomandabile, inoltre, non fare alcun tipo di esercizio in cui devi stare appoggiata sulla schiena, dopo il quarto mese. Riduci l'allenamento nell'ultimo trimestre.

Come ultima cosa, ma non per importanza, cerca di divertirti mentre ti alleni e mantieni alto il tuo umore.

In basso trovi alcuni degli esercizi che puoi svolgere in gravidanza.

Allungamento della spalla Sopra la Testa

1. In posizione eretta a piedi uniti
2. Inspira mentre sollevi la mano destra sopra la testa; espira e piegati verso sinistra appoggiando la mano sinistra sul fianco.
3. Rimani in questa posizione, inspira ed espira cinque volte.

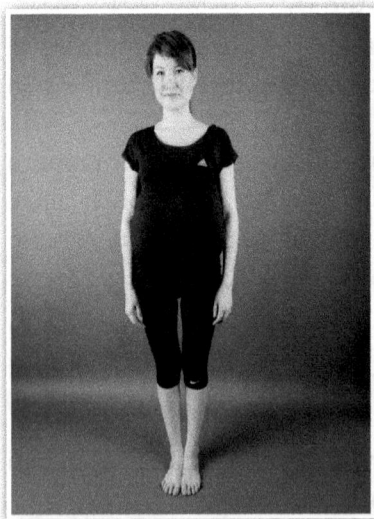

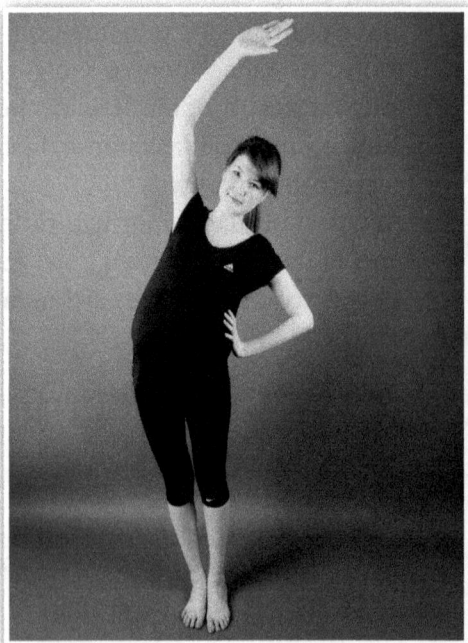

Retrazione delle spalle

1. Seduta su una sedia, assicurati che la tua schiena sia dritta. Non appoggiarti allo schienale.
2. Fletti i gomiti mantenendoli paralleli al pavimento.
3. Spingi i gomiti all'indietro insieme alle spalle e torna nella posizione iniziale.

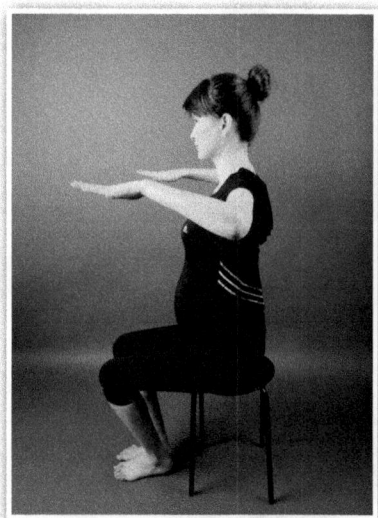

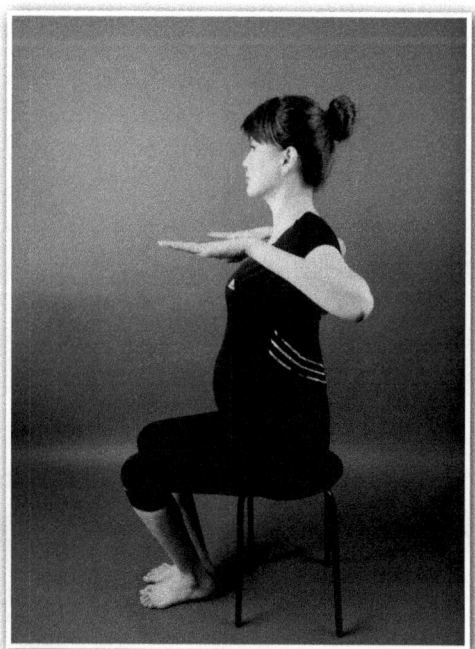

Flessione delle spalle a muro

1. In posizione eretta, con le gambe alla distanza dei fianchi.
2. Appoggia le mani sul muro.
3. Piega la parte superiore del corpo in avanti e prova a spingere il muro. Assicurati che le tue gambe non si pieghino o cambino posizione.

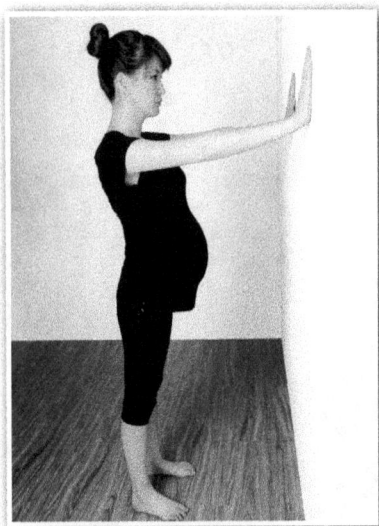

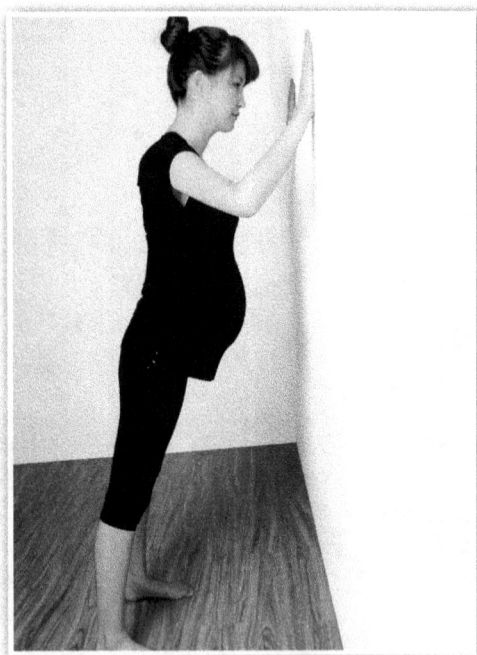

Flessione sulle gambe

1. In posizione eretta, con gambe allargate di 70-90 cm, le dita dei piedi rivolte verso l'esterno formando un angolo uguale o maggiore di 45°.
2. Piega lentamente le ginocchia, mantenendo la colonna vertebrale dritta, e fai scorrere le mani sulle gambe man mano che la flessione aumenta.
3. Il tuo obbiettivo è di raggiungere il pavimento con le mani mantenendo la testa sopra il cuore.
4. Mantieni la processione per cinque respiri.
5. Variante per principianti: se non riesci ad andare così a fondo nella flessione, posizionati di fronte al muro e fai scorrere le mani sulla parete fino a quando non provi fastidio.

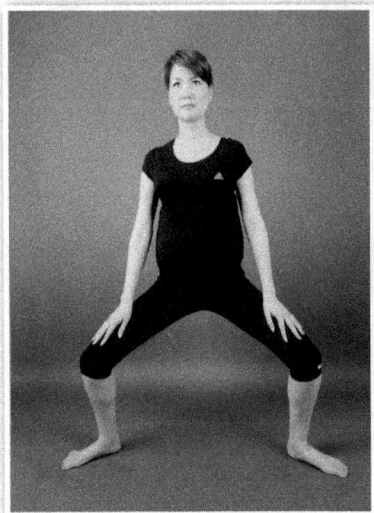

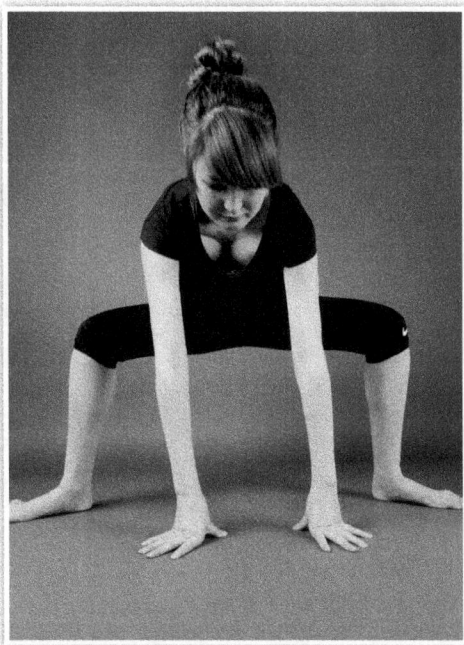

Posizione del parto da seduta

1. Mettiti in posizione seduta sul pavimento (se possibile) o su un cuscino.
2. Allarga le gambe in modo che formino un'ampia V (fuori dalle anche).
3. Porta dolcemente le ginocchia verso il petto, sollevando lievemente i piedi dal pavimento.
4. Tieni la colonna vertebrale allineata e mantieni l'equilibrio.

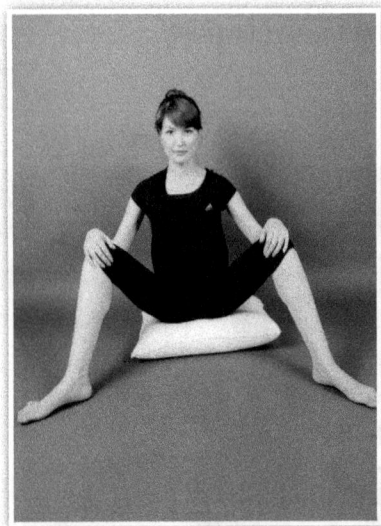

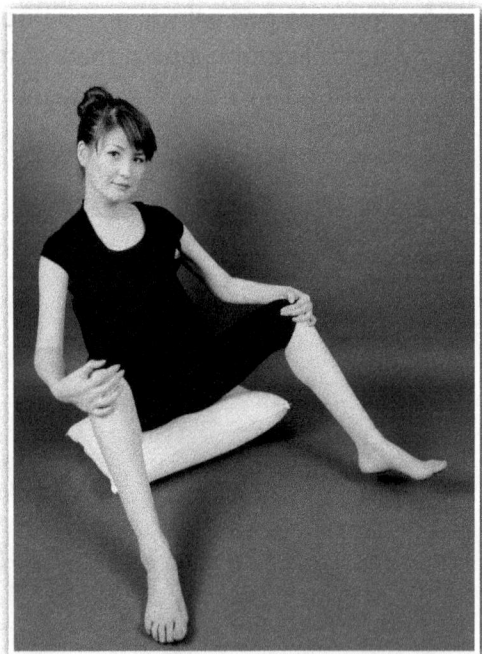

Flessione vertebrale con sedia

1. In posizione seduta su una poltrona o una sedia, con le gambe allargate a formare un'ampia V e le braccia sui lati.
2. Punta le dita dei piedi verso l'esterno.
3. Abbassa lentamente le braccia e le spalle tra le gambe
4. Poggia le mani sul pavimento, proprio tra lo spazio delimitato dai tuoi piedi.
5. Rialzati lentamente e torna alla posizione di partenza.

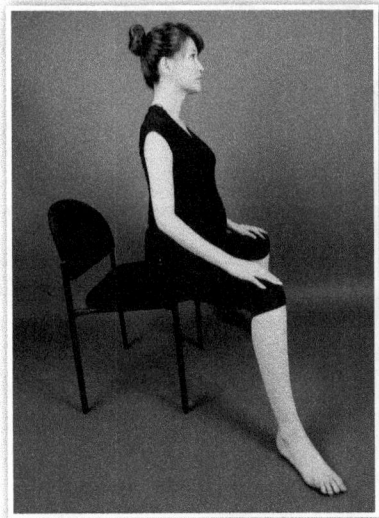

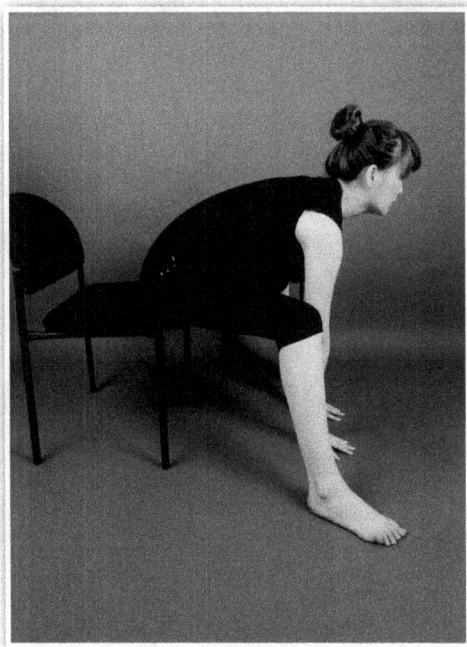

Estensione vertebrale con supporto

1. Mettiti in ginocchio di fronte una sedia, con le ginocchia allargate a formare un'ampia V.
2. Porta le mani sopra la testa mentre oscilli in avanti dalla vita.
3. Poggia le mani sulla sedia.
4. Mantieni la testa e la colonna vertebrale allineate.

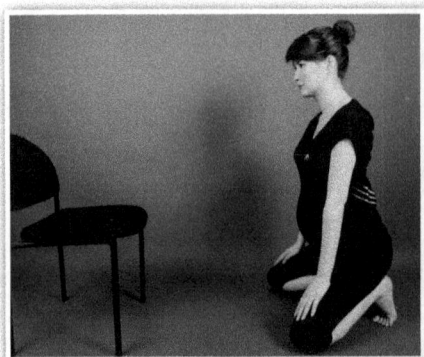

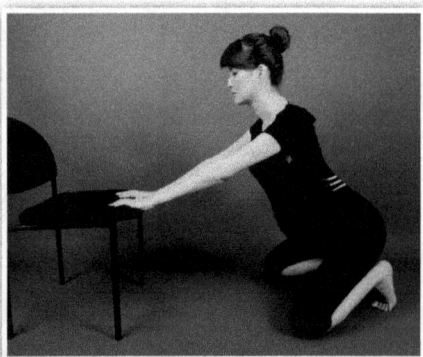

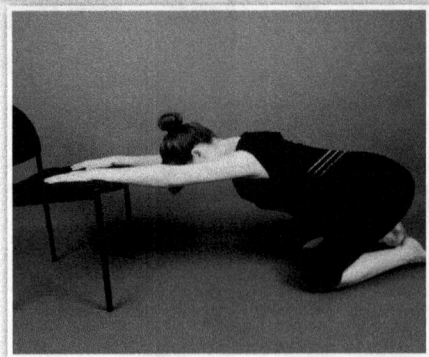

Sollevamento pelvico

1. Sdraiati sul pavimento con le braccia incrociate sul petto.
2. Posiziona un cuscino sotto le ginocchia e incrocia le gambe.
3. Inarca dolcemente la schiena verso l'alto e mantieni la posizione per alcuni secondi prima di ritornare alla posizione originale.

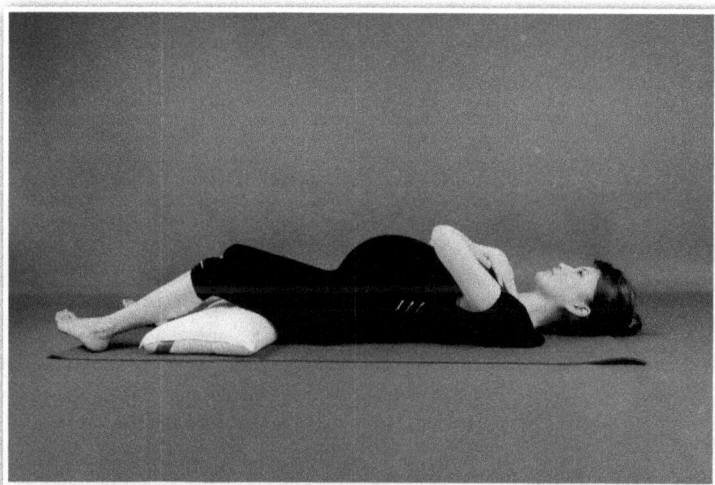

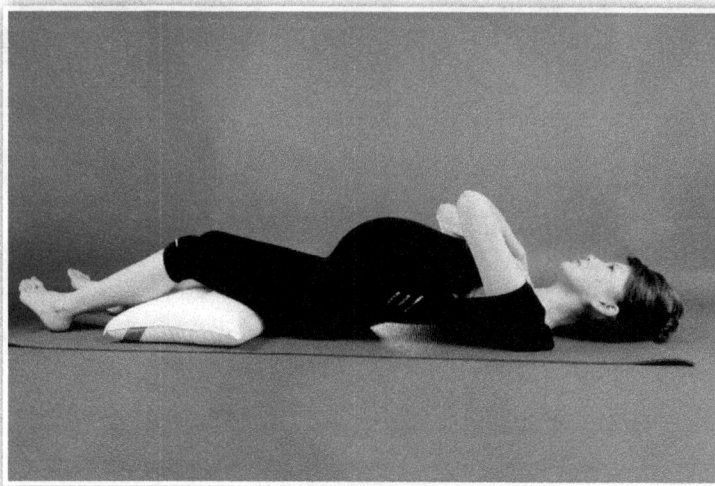

Allungamento dei fianchi

1. Mettiti seduta sul materassino da ginnastica, congiungi le piante dei piedi.
2. Posiziona entrambe le mani sulle ginocchia e avvicinale.
3. Mantieni la posizione per alcuni secondi e successivamente torna in posizione originale.

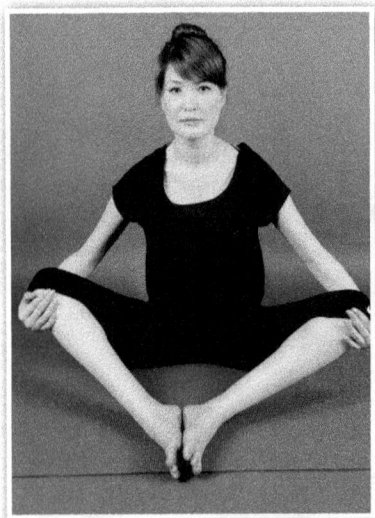

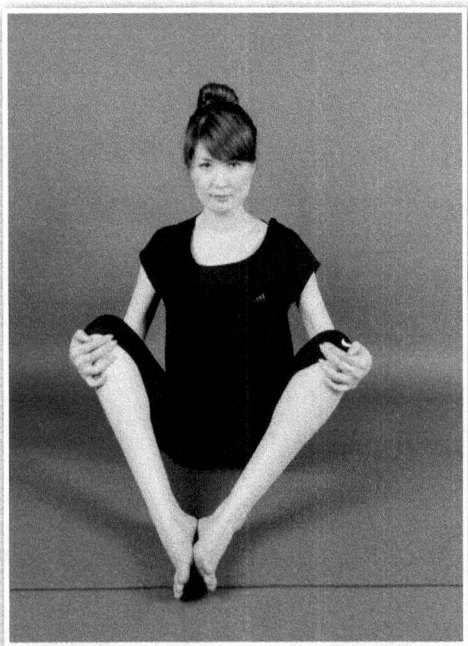

Flessione dei fianchi

1. Sdraiati sul pavimento con un ginocchio piegato e l'altro disteso.
2. Solleva la gamba sinistra più in alto che puoi e riportala sul pavimento.
3. Ripeti l'esercizio per venti volte circa, poi eseguilo con l'altra gamba.

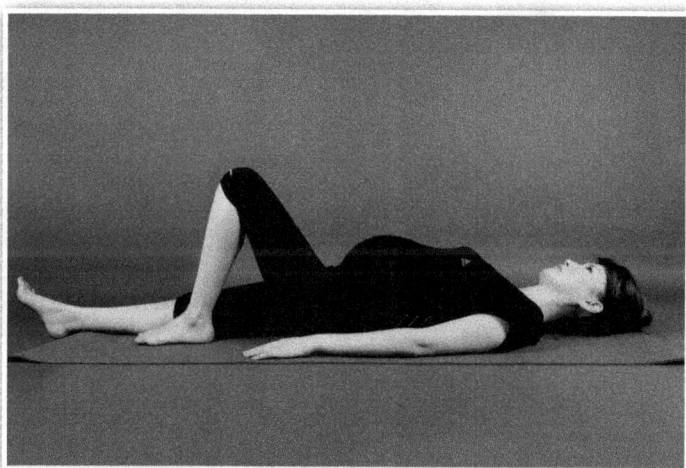

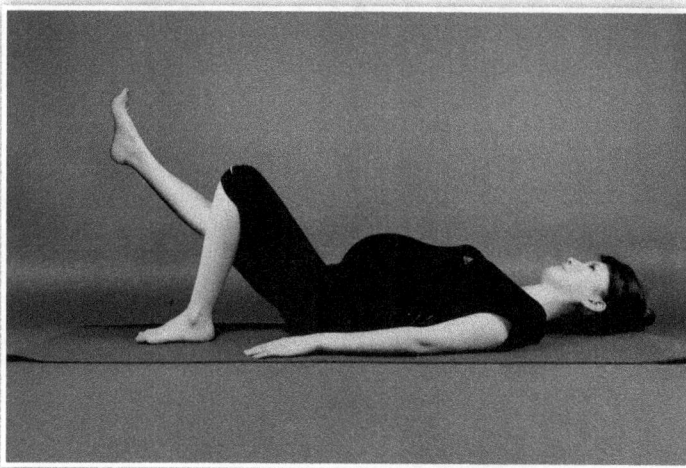

Flessione della gamba

1. Sdraiati sulla schiena con le braccia lungo i fianchi.
2. Piega una gamba portandola più che puoi verso l'anca.
3. Ritorna alla posizione iniziale.
4. Ripeti l'esercizio per venti volte, poi eseguilo con l'altra gamba

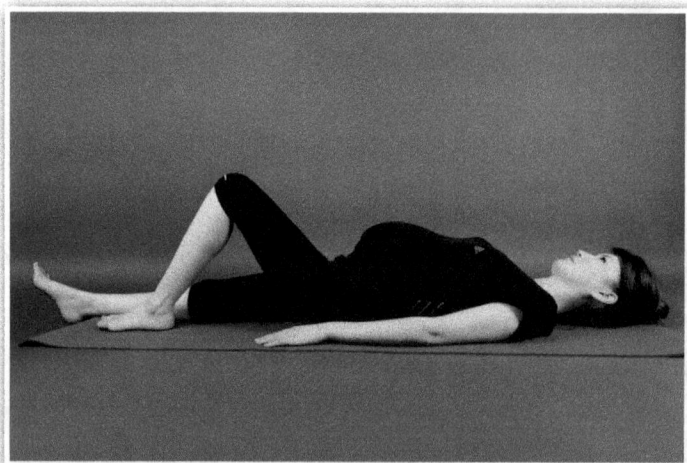

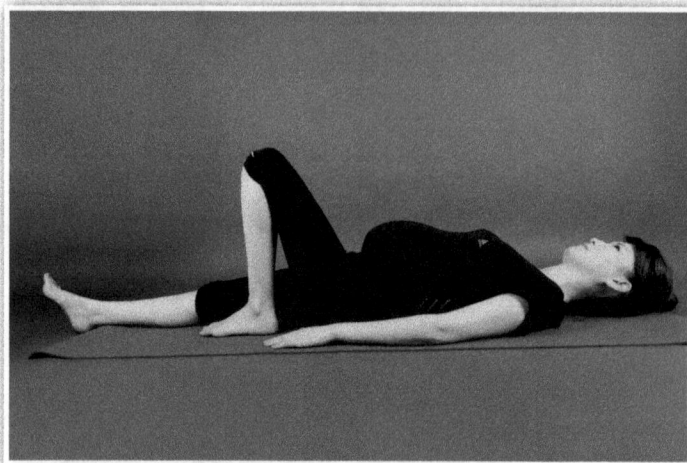

Estensione della coscia a gamba tesa

1. Sdraiati sul pavimento con le braccia incrociate sul petto.
2. Posiziona un cuscino sotto le ginocchia e incrocia le gambe.
3. Inarca dolcemente la schiena verso l'alto e mantieni la posizione per alcuni secondi prima di ritornare alla posizione originale.

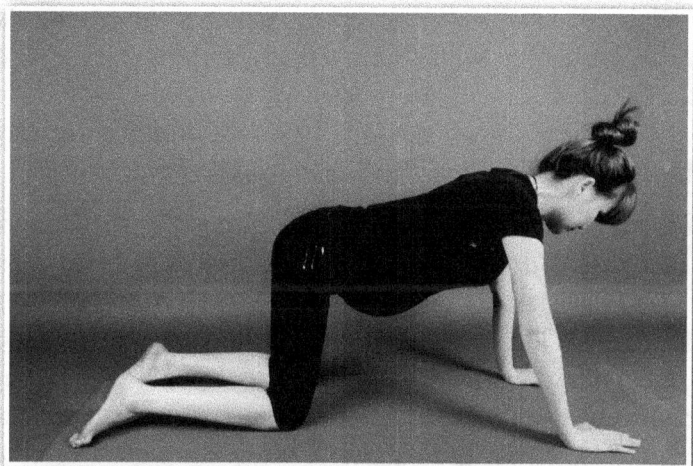

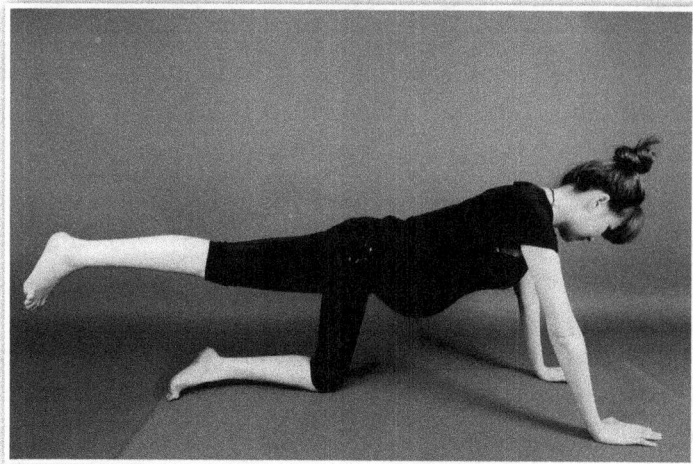

L'American College of Obstetricians and Gynecologists ha compilato delle linee guida per capire quando sospendere l'attività fisica. Se sopraggiungono fattori di rischio in grado di causare travaglio anticipato, perdite ematiche dalla vagina, rottura prematura delle membrane, incompetenza cervicale, gestazione multipla o ritardo nella crescita intrauterina, dovresti evitare di svolgere attività fisica. Se soffri di ipertensione, diabete gestazionale, disturbi respiratori o cardiaci, placenta previa, pre-eclampsia o se hai sofferto di gestazione prematura, devi consultare un medico prima di iniziare qualunque tipo di attività fisica.

Le linee guida per l'attività fisica possono essere ricordate usando l'acronimo FITT: Frequenza, Intensità, Tempo, e Tipologia. L'attività fisica dovrebbe essere svolta dalle tre alle cinque volte a settimana. L'intensità dovrebbe essere moderata. Il tempo non dovrebbe superare i quaranta minuti per sessione e la tipologia degli esercizi dovrebbe essere di basso impatto, esercizi di tipo aerobico.

I primi tre mesi di gravidanza sono molto importanti. Se svolgevi attività fisica prima di rimanere incinta, puoi continuare ad esercitarti anche in gravidanza, basta che tu segua le linee guida FITT. Se, invece, prima di rimanere incinta non hai svolto molta attività fisica, dovresti evitare di esercitarti per un breve periodo. In ogni caso la nausea e il vomito potrebbero impedirti di fare esercizio, ed è importante in questo caso ascoltare il tuo corpo. Puoi utilizzare questo tempo per sdraiarti sulla schiena e rafforzare i muscoli addominali, visto che si indeboliscono molto durante la gravidanza. È stato osservato che le donne con muscoli addominali più forti sono in grado di ristabilire più velocemente la propria forma pre-gravidanza, rispetto a chi li ha più deboli.

Dal secondo trimestre in poi, dovresti essere in grado di aumentare l'intensità dell'attività fisica del 10-15%. Continua, però, ad ascoltare il tuo corpo. A causa della maggiore elasticità dei legamenti dovuta agli ormoni, le tue articolazioni inizieranno ad allentarsi. Cerca di evitare attività che coinvolgono movimenti inconsueti e sforzi eccessivi. Anche il ventre che inizia a spuntare lentamente può provocarti sbilanciamento, cambiando il tuo centro di gravità. La tensione si sposta da legamenti e articolazioni normali a quelli nuovi, che potrebbero non essere abituati a supportare carichi eccessivi.

Evita esercizi avanzati, come sollevamenti sulle braccia, sollevamento di entrambe le gambe, addominali completi, salto in alto, saltelli sul posto o qualunque passo di danza veloce.

Ricorda che il consumo energetico di una donna incinta è maggiore di 300 kcal circa, rispetto a una donna non incinta. Se svolgi attività fisiche, devi mangiare in modo da reintegrare le calorie perdute. Alcuni esperti pensano che ci sia una possibilità che le donne che fanno attività fisica vengano colpite da ipertermia. Ciò potrebbe provocare danni al feto. Tuttavia, è stato osservato che l'aumento di temperatura nelle donne incinte non è intenso quanto nelle donne non incinte. Ciò è probabilmente dovuto al fatto che le donne incinte svolgono attività fisica in maniera moderata. Le donne incinte che svolgono attività fisica devono inoltre assumere grandi quantità di liquidi. Si raccomanda di bere mezzo litro d'acqua prima di iniziare lo svolgimento degli esercizi e un bicchiere d'acqua ogni venti minuti.

Bisogna anche notare che la crescita del feto provoca l'aumento della lordosi lombare. Ciò significa che il centro di gravità si sposta verso il bacino causando un aumento della flessione cervicale. Alcune attività fisiche come lo sci e il tennis dovrebbero essere interrotte a partire dal terzo trimestre, poiché la ritenzione idrica ostacola la mobilità di polsi e caviglie, e può provocare sindrome del tunnel carpale.

CAPITOLO 13
Travaglio e parto

I parto e il travaglio sono due processi che possono risultare difficili, se non fai la tua parte. Se hai scelto di affrontare un parto cesareo, o ti è stato detto che dovrai affrontarne uno, quando arriverai in ospedale alla fine del periodo di gravidanza ti verrà comunicata una data prestabilita e verrai preparata passo dopo passo al parto. D'altra parte, se cominci a provare i sintomi del travaglio, dovrai conoscerne alcuni aspetti per assicurarti che, durante questo processo, tu sia a tuo agio.

Mal di schiena

Per alcune donne, il mal di schiena diventa molto difficile da gestire quando inizia il travaglio. Questo disturbo può verificarsi quando il feto è in posizione occipito-posteriore e la sua nuca preme sull'osso sacro o sul limite inferiore del bacino. Ciò avviene con più frequenza nelle donne affette da scoliosi, poiché la curvatura vertebrale può comportare la formazione di un angolo che esercita una pressione maggiore sulla colonna vertebrale. Per questo motivo gli esperti consigliano di discutere della gestione del travaglio e di pianificarlo anticipatamente, consultando il medico di fiducia, l'ostetrica/o, e l'anestesista.

Scegliere l'anestesia epidurale?

È molto importante sapere che anche se l'anestesia epidurale è una scelta possibile, la somministrazione dell'anestetico può essere complicata per quelle donne che soffrono di gravi forme di scoliosi o che si sono sottoposte a chirurgia correttiva, tramite l'innesto di impianti metallici e la fusione vertebrale. Ciò avviene poiché in questo tipo di pazienti è molto difficile localizzare il punto esatto in cui somministrare l'anestetico locale, per questo motivo devono essere vagliati altri palliativi. È sempre meglio informare l'anestesista ostetrico di ogni disturbo pregresso, in modo da poter vagliare altre possibilità in tempo.

La cattiva notizia è che questo tipo di dolore non diminuisce tra una contrazione e l'altra. La buona notizia è che non indica un problema e con tutta probabilità smetterà quando il parto sarà finito. Puoi adottare delle misure per alleviare il dolore.

Cambia posizione di tanto in tanto per ridurre la pressione che stai esercitando sulla schiena. Prova a camminare se pensi di poterlo fare, o accovacciati. Anche metterti a gattoni può essere un'alternativa per ridurre enormemente la pressione esercitata sulla schiena. Se ritieni di non poterti alzare dal letto, prova a cambiare posizione mettendoti sul lato per un po'.

Applicare un impacco caldo o una bottiglia di acqua calda è una buona idea, anche se alcuni ritengono che gli impacchi freddi funzionino meglio. In alternativa, puoi applicare un impacco caldo, sostituirlo successivamente con uno freddo, per poi riapplicarne uno caldo. Chiedi al tuo partner o alla persona che ti ha accompagnato di esercitare un po' di pressione nell'area in cui senti più dolore, con movimenti circolari e pugnetti. Per alleviare il dolore, viene utilizzata anche l'agopuntura. Per il dolore alla schiena causato dal travaglio, dovrai chiedere a qualcuno di esercitare una forte pressione con un dito sul centro della palla del piede.

La posizione per il travaglio

Per colpa dell'intensità del dolore che affronterai durante il travaglio, potresti voler rimanere sdraiata sulla schiena. Tuttavia, questa posizione non è adatta per affrontare il travaglio. Qual è allora, ti starai chiedendo, la posizione migliore da adottare? La posizione migliore è quella che ti fa sentire più a tuo agio, tranne stare sdraiata sulla schiena.

Non ti conviene stare sdraiata, poiché rischi di esercitare una forte pressione sulla schiena, e ciò può comportare uno sforzo intenso. Ciò, inoltre, rallenta il processo del travaglio, richiedendo più tempo del necessario. Comprime, infine, alcuni dei vasi sanguigni più importanti, compromettendo l'afflusso di sangue al feto.

Una posizione eretta ti permetterà, grazie alla forza di gravità e alle contrazioni, di spingere fuori il bambino. Puoi scegliere se stare in piedi, seduta sul letto, accovacciata, in ginocchio o perfino a cavalcioni di una sedia. Se pensi di doverti sdraiare, prova a sdraiarti di lato.

Le fasi del travaglio

Nel processo del travaglio sono state identificate tre fasi. Nessuno può determinare quanto tempo occorre per passare da uno stadio a un altro.

Le tre fasi sono: latente, attiva e transitoria. Queste compongono la prima parte del parto, chiamata travaglio. Nella prima fase del travaglio, avviene un assottigliamento della cervice, che si dilata di circa 3 cm. Nella seconda fase, la dilatazione è maggiormente attiva e la cervice si dilata fino a 7 cm circa. Nella terza fase, la dilatazione raggiunge la sua apertura massima, 10 cm, ciò significa che il travaglio è al culmine ed è il momento di trasferirsi in sala parto.

Tutte le donne affrontano queste fasi, a meno che vengano interrotte dalla necessità di eseguire un taglio cesareo. A volte può capitare che non ci si renda conto di aver iniziato il travaglio fin quando non si entra nella seconda o terza fase. Ciò può avvenire se le contrazioni della prima e della seconda fase sono relativamente lievi.

Dolore e percezione

Il dolore è un fenomeno relativamente soggettivo e può essere più o meno intenso, a seconda di diversi fattori. Potrebbe sorprenderti sapere che la percezione del dolore è qualcosa che si può controllare, in parte. Alcuni dei fattori che aumentano la percezione del dolore includono: essere sola; sentirti stanca, affamata e assetata; pensare continuamente al dolore, lo stress e lo sforzo durante le contrazioni; avere paura degli aspetti sconosciuti del parto; provare autocommiserazione e la sensazione di sentirti impotente.

D'altra parte, ci sono degli aspetti che ti aiutano nel ridurre la percezione del dolore. Questi sono: sentire qualcuno che ami vicino a te, rilassarti, assicurarti di non soffrire la fame durante il travaglio, distrarti dal dolore pensando a qualcos'altro, utilizzare tecniche di rilassamento come la meditazione e la visualizzazione, e imparare tutto ciò che puoi sul travaglio.

Le fasi del parto

L'intero processo della gravidanza si compone di tre fasi. La prima è il travaglio, di cui hai già letto. La seconda è la fase delle contrazioni, dove avviene il parto vero e proprio del bambino, e la terza è la rimozione della placenta.

Durante la fase del travaglio, dovrai assicurarti di essere il più possibile a tuo agio scegliendo la posizione da adottare durante le contrazioni. Prova ad ascoltare della musica. Se hai la fortuna di trovare una televisione in sala travaglio, potresti distrarti dal dolore guardando qualcosa d'interessante. Sorseggia dell'acqua o del succo d'arancia e consuma uno spuntino leggero quando avverti i morsi della fame. Avere fame ti farà solo sentire più stanca e affaticata. Annota l'intervallo tra una contrazione e l'altra per capire quand'è il momento di correre in ospedale. Procedendo nella seconda fase del travaglio, dovrai cominciare a mettere in pratica gli esercizi di respirazione. Prova a rilassarti tra una contrazione e l'altra e svuota la vescica con frequenza, anche se non ne senti l'esigenza. L'ultima parte del travaglio, prima di entrare nella fase del parto, è molto dura da affrontare. Le contrazioni diventeranno più veloci e aumenteranno d'intensità. Rimani positiva e pensa al fatto che stai per finire e che il dolore non potrà durare ancora a lungo.

La fase del parto è quella in cui avrai molto lavoro da fare. Nel momento in cui la dilatazione avrà raggiunto il livello necessario per iniziare il travaglio, dovrai cercare di spingere intensamente. A questo punto, potresti sentirti più in forze e provare l'esigenza di spingere. D'altra parte, potresti sentirti molto affaticata e volere che il tutto "finisca al più presto". Probabilmente proverai formicolio, bruciore e la sensazione che l'area vaginale si stia allargando quando inizierà a spuntare la testa del bambino. Se riesci a spingere in maniera più efficiente, questa esperienza durerà sicuramente molto meno tempo. L'idea è di spingere partendo da sotto l'ombelico, dato che spingere dal petto può causarti dolore in quella zona, dopo il parto. Segui le istruzioni del tuo medico curante, che ti dirà esattamente in che momento spingere per ottenere il massimo risultato.

Quando arrivi a questo punto, non preoccuparti se con le spinte avviene la fuoriuscita di feci dal retto o urine. Questo fenomeno avviene molto spesso e anche i dottori lo sanno. Prenditi una pausa quando il dottore ti chiede di rilassarti e prova a rimettere insieme le forze per iniziare a spingere nuovamente.

La terza fase del parto è necessaria quanto le altre. A questo punto, tuo figlio sarà già venuto al mondo in maniera efficiente e sicura. Tuttavia, c'è ancora del lavoro da fare. La placenta, che ha permesso a tuo figlio di vivere dentro di te, deve essere rimossa. Potrebbero continuare a manifestarsi delle leggere contrazioni. Comunicalo al dottore, dato che dovrai rimuovere la placenta spingendo come hai fatto col bambino. Una volta che la placenta è stata espulsa, il dottore provvederà a ricucire, nel caso sia stata necessaria un'episiotomia. Ora puoi rilassarti e goderti tuo figlio!

Parto cesareo

Se stai per essere sottoposta a un parto cesareo, il tuo livello di coinvolgimento nel processo sarà molto meno intenso. L'unica cosa che dovrai fare è essere psicologicamente e fisicamente preparata ad affrontare l'operazione e lasciare il resto nelle abili mani dei chirurghi. Molto probabilmente il tuo addome verrà rasato e pulito con una soluzione antisettica. È inoltre probabile che ti venga inserito un catetere nella vescica, per non farla interferire con l'accesso all'utero.

Quasi certamente ti verrà somministrato un anestetico epidurale, che addormenterà il tuo corpo dalla vita in giù in pochi minuti. Ciò non dovrebbe stenderti completamente, di conseguenza potresti essere in grado di osservare il processo, se hai richiesto uno specchio o uno schermo. Viene eseguita un'incisione orizzontale proprio sotto la linea del bikini e il muscolo retto viene portato dietro la linea mediana. La vescica viene retratta per non subire lesioni. L'utero viene aperto nel suo margine inferiore e viene rotto il sacco amniotico, se non si è già rotto da solo. Il liquido viene aspirato e vene estratto il bambino. Il cordone ombelicale viene poi reciso e annodato; il naso e la bocca del bambino vengono aspirati per permettergli di iniziare a respirare.

Dopo l'operazione, l'incisione verrà ricucita. In alcuni casi, il chirurgo somministra un anestetico generico alla madre, per permetterle di rilassarsi. L'operazione dura meno di trenta minuti. Non appena finito, verrai spostata in sala post-operatoria, dove tuo figlio verrà lavato, pulito e ti verrà messo in braccio.

Anestesia epidurale

L'epidurale è un rimedio per il dolore, anche se non si esegue il parto cesareo. Questo anestetico locale blocca il dolore nella regione addominale e in quella vaginale. A volte l'epidurale viene somministrata insieme a epinefrina, Fentanil, morfina o clonidina, per aumentarne l'effetto o tenere sotto controllo la pressione sanguigna. L'iniezione epidurale viene somministrata prima che inizi il travaglio attivo. Può esserti somministrata sdraiata su un fianco o seduta, in entrambi i casi con la schiena incurvata.

Esistono due tipi principali di epidurale: l'epidurale normale e quella combinata spinale-epidurale. L'epidurale normale è una combinazione di narcotici e anestetici somministrati attraverso una pompetta o tramite iniezioni regolari. La combinata spinale-epidurale viene anche chiamata "epidurale da passeggiata", dal momento che permette di muoversi più liberamente.

L'epidurale può aiutarti a rilassarti se il travaglio è molto doloroso, o se dura molto a lungo. Il sollievo dal dolore ti permette inoltre di avere una parte attiva del parto. A volte l'epidurale può causare mal di testa, brividi o un fischio nelle orecchie temporaneo, ma questi effetti indesiderati sono insignificanti in confronto al sollievo che ti procura.

Il processo di somministrazione dell'epidurale non è doloroso. Non esistono, inoltre, ricerche che provino effetti collaterali sul bambino. Anche se non percepirai le contrazioni, per via dell'anestetico, dovresti essere in grado di spingere quando te lo chiede il medico. Dovresti provare a fare pressione sull'addome per facilitare il processo.

Può capitare che l'anestesista non sia in grado di trovare lo spazio necessario per somministrare l'epidurale a causa della scoliosi. Può capitare anche a chi non soffre di scoliosi, se ha problemi alla schiena o è in sovrappeso. Visto il tuo stato di salute, potresti dover affrontare il parto senza epidurale, nel caso in cui non ci sia spazio per somministrarla. Informati su metodi alternativi per alleviare il dolore, come massaggi, cambio di posizione o TENS (Elettrostimolazione Transcutanea dei Nervi).

CAPITOLO 14
Attività fisica post-parto per donne affette da scoliosi

Gli esercizi post-parto sono molto importanti per tutte le donne. Questi esercizi non solo ti aiutano a riottenere la forma che avevi prima della gravidanza, ma ti aiutano anche a recuperare le forze perdute in gravidanza e durante il parto. L'attività fisica rinforza il tuo corpo, e permette a muscoli e legamenti di tornare in salute e recuperare forze ed energia. Quando ti sentirai a tuo agio con questi esercizi, puoi iniziare a svolgerne alcuni sviluppati apposta per correggere la curvatura vertebrale, come quelli illustrati nel mio precedente libro *Il Tuo Piano per il Trattamento e la Prevenzione Naturale della Scoliosi, La Salute nelle Tue Mani*.

Tuttavia, ci sono molte cose da tenere a mente quando decidi di tornare a fare attività fisica dopo aver partorito. Non commettere l'errore di voler tornare subito in forma perché potresti danneggiare i tuoi muscoli, già molto deboli. Ricorda che ci sono molti postumi del parto da affrontare prima di iniziare una routine di allenamento regolare. Usa questo tempo per goderti tuo figlio e passa più tempo che puoi con lui.

Consigli da seguire prima di iniziare a svolgere attività fisica post-parto

È molto importante che tu ti sottoponga a un checkup completo prima di tornare a svolgere attività fisica. Dovresti iniziare a sei settimane dal parto. Se hai sostenuto un parto cesareo, devi aspettare dalle otto alle dieci settimane dopo il parto. Il motivo per cui si rende necessario dover aspettare qualche settimana prima di tornare a svolgere nuovamente attività fisica è l'effetto persistente della relaxina, che provoca una certa lassità dei legamenti e allenta i muscoli addominali. Le settimane immediatamente successive al parto sono estremamente importanti per permettere all'utero di ritornare alle dimensioni originarie e per far cessare le perdite di sangue. Se sono stati messi dei punti nell'area vaginale, occorre del tempo affinché si rimargini.

Quando inizierai a svolgere nuovamente attività fisica, dopo esserti sottoposta al checkup post-parto , assicurati di essere ben preparata ad affrontare la routine di esercizi. Di seguito ho annotato dei consigli che troverai utili per prepararti in maniera corretta a riprendere gli allenamenti.

- Assicurati che ciò che indossi sia molto comodo, in modo da rendere i tuoi movimenti più fluidi. Alcune donne preferiscono indossare indumenti larghi, soprattutto sull'area pelvica e vertebrale. Assicurati, comunque, che il tuo personal trainer riesca a osservare le posizioni che assumi, in modo da poterle correggerle se necessario. Dovresti indossare un reggiseno che ti calzi bene per evitare che il seno sia costretto e che sobbalzi eccessivamente. Cerca di indossarne uno che ti faccia sentire molto a tuo agio. Se hai paura che si possano verificare delle perdite, puoi usare delle coppette assorbi-latte.

- È necessario, inoltre, utilizzare delle calzature adatte, per assicurarti che l'impatto sulla colonna vertebrale sia minimo. Le scarpe che sceglierai devono avere una buona capacità di assorbimento dello shock.

- Assicurati di non svolgere attività fisica a stomaco vuoto. Se eri abituata a svolgere la tua routine di allenamenti la mattina presto, devi cambiare abitudini. Mangia qualcosa un paio d'ore prima di svolgere attività fisica, in modo da accumulare energia sufficiente per svolgere bene gli esercizi. È una buona idea anche consumare un pasto leggero a base di carboidrati trenta minuti prima d'iniziare la sessione di allenamento. Puoi anche consumare qualcosa quindici minuti dopo la sessione per agevolare l'assorbimento e la digestione dei carboidrati.

- Trovare del tempo per svolgere una routine di esercizi di due ore è molto difficile, a causa delle faccende domestiche da sbrigare mentre il bambino dorme. Inoltre ci saranno dei giorni in cui dovrai recuperare le forze dopo una notte insonne. Non cercare di ottenere tanto in poco tempo. Prova a svolgere piccole sessioni a casa, se non riesci a fare esercizio per due ore di fila.

- Non è il caso di svolgere esercizi di resistenza quando sei stanca. Tuttavia, per sentirti più carica e attiva puoi svolgere degli esercizi leggeri alla giusta intensità. Una camminata all'aria aperta col bambino nel passeggino può aiutarti a sentirti meglio.

- Se prima della gravidanza eri molto in forma, molto probabilmente inizierai a strafare. Alcune donne sentono l'esigenza fortissima di tornare alla forma pre-gravidanza il più presto possibile e finiscono per esagerare con la sessione d'allenamento. Ricorda che essere poco prudenti in questo momento può causare problemi e portare in futuro a delle conseguenze spiacevoli.

- Presta attenzione a quei segnali che ti fanno capire che è arrivato il momento di prenderti una pausa. Fiato corto, capogiro e nausea sono i sintomi principali. Se ti senti impacciata sulla cyclette ellittica, o provi delle difficoltà nella coordinazione motoria, dovresti interrompere l'esercizio per un po'. Devi fare attenzione anche al tremore muscolare e a trattenere il respiro dopo aver ripetuto poche volte l'esercizio.

Riattivazione del muscolo trasverso dell'addome (TrA)

Il primo esercizio che dovresti svolgere appena uscita dall'ospedale è quello per la riattivazione del muscolo trasverso dell'addome. Il TrA è un muscolo posturale il cui compito è mantenere la stabilità lombo-pelvica insieme ad altri stabilizzatori locali. È un muscolo che ha bisogno di essere riattivato dopo il parto, poiché durante il corso della gravidanza i muscoli stabilizzatori sono stati riallineati.

Puoi riattivare il TrA per piccoli passi.

- Stando in piedi o seduta, metti le dita sulla parte frontale dell'osso iliaco.
- Scorri le dita diagonalmente sul tessuto molle dell'addome.
- Esercita una pressione moderata sul tessuto molle e tossisci leggermente.
- A questo punto sentirai la contrazione del TrA e del muscolo obliquo interno (IO).
- Puoi ottenere lo stesso effetto senza tossire, contraendo leggermente l'addome.

Tutto ciò che devi sapere su come riattivare il tuo TrA è in questi semplici passi. In ultimo, per localizzare il TrA è necessario che impari ad adottare la posizione adeguata e a respirare in maniera corretta durante gli esercizi.

Esercizi post-parto

Gli esercizi post-parto possono essere suddivisi in varie categorie: esercizi di allungamento, di mobilità e di stabilizzazione. Puoi anche svolgere esercizi di resistenza e di rinforzo, ma dovresti limitarti per via della lassità di muscoli e legamenti. La condizione rilassata dei muscoli può compromettere la struttura scheletrica, se gli esercizi vengono svolti prima che sia avvenuto il recupero totale.

In basso sono riportati alcuni esercizi di mobilità, allungamento e stabilizzazione che puoi iniziare a svolgere dopo il parto.

Esercizi di mobilità

Sono gli esercizi con cui dovresti iniziare, poiché sono i più leggeri, sciolgono il corpo e gli forniscono la flessibilità necessaria a svolgere gli altri esercizi. È sicuramente consigliabile tornare a svolgere gli esercizi partendo dalle basi, quando il dottore ti da il via libera dopo il checkup post-natale. Ciò è molto importante, anche se eri abituata a svolgere esercizi di livello avanzato prima della gravidanza.

Con molta probabilità la tua postura eretta è più ampia di quanto dovrebbe essere. Ti accorgerai che le tue anche si sono allargate. Tieni a mente questa situazione e cerca di mantenere i piedi perpendicolari alle anche, senza allargare eccessivamente le gambe.

In basso sono riportati alcuni degli esercizi che dovresti iniziare a svolgere.

Rotazione della spalla

1. L'idea della rotazione della spalla è di mettere in moto l'articolazione della spalla.
2. La posizione che devi assumere è eretta, con le braccia rilassate e appoggiate sui fianchi.
3. Contrai l'addome e fai ruotare la spalla con un movimento circolare. Assicurati che la spalla venga portata verso l'alto, indietro, verso il basso e in avanti. Ripeti questo movimento venti volte per lato.
4. Assicurati che le tue ginocchia siano leggermente inclinate; mantieni la posizione eretta e i movimenti della spalla lenti e controllati.
5. Ripeti la serie invertendo il movimento precedente. Muovendo la spalla indietro, verso l'alto, in avanti e verso il basso.

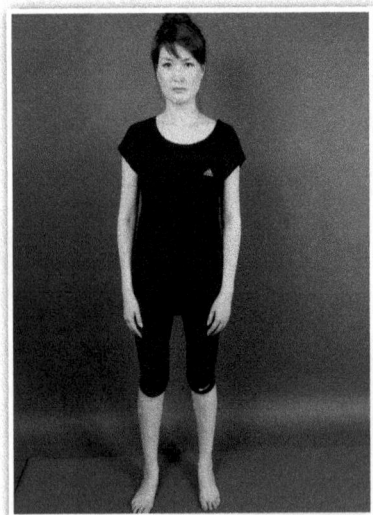

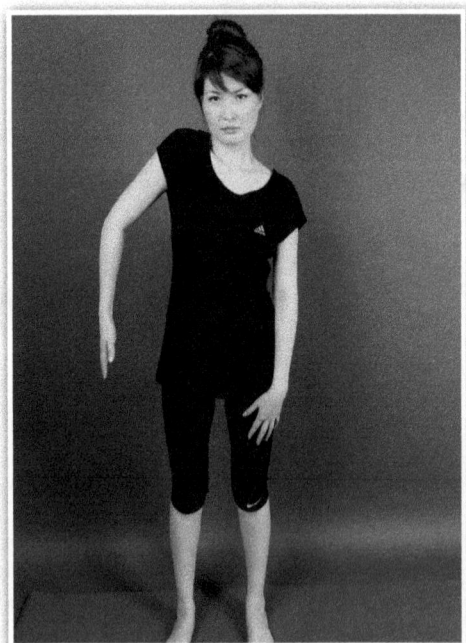

Piegamento laterale

1. Questo esercizio aiuta ad aumentare la mobilità della colonna vertebrale.
2. La posizione che devi assumere è eretta, con le mani rilassate e appoggiate sui fianchi. Assicurati che le gambe non siano troppo aperte poiché ciò potrebbe causare l'oscillazione delle anche durante gli esercizi, con la conseguenza che si verifichi una flessione laterale della colonna vertebrale.
3. Fai rientrare l'addome e piegati di lato. Assicurati che il movimento parta dalla vita. Piegati solo fino a che puoi senza allungare troppo il muscolo.
4. Ritorna in posizione iniziale e ripeti dall'altra parte.
5. Ripeti il movimento venti volte per lato.

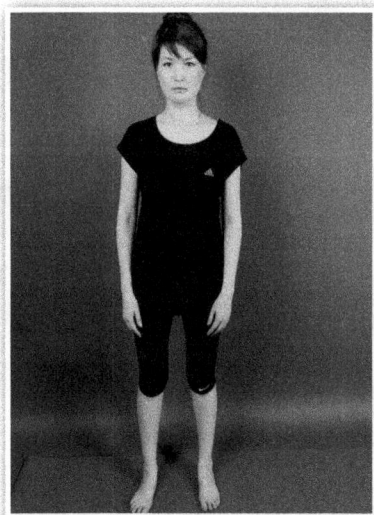

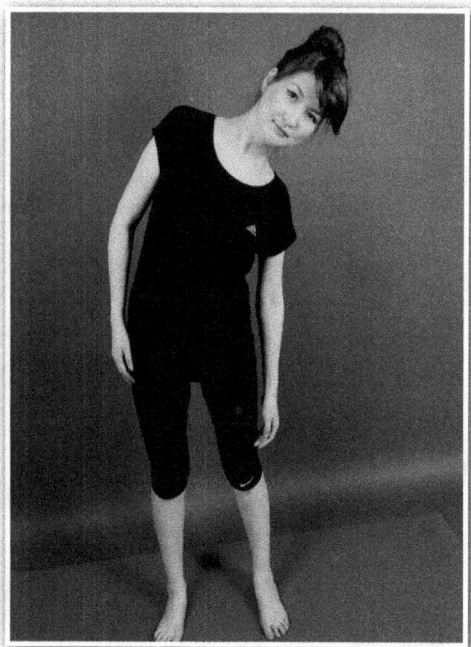

Rotazione del tronco

1. La rotazione del tronco aumenta la mobilità della colonna vertebrale toracica, che diventa rigida in gravidanza.
2. Per questo esercizio, mettiti in posizione eretta, solleva e piega i gomiti all'altezza del petto.
3. Tenendo l'addome rientrato, ruota la parte superiore del corpo verso un lato.
4. Ritorna alla posizione iniziale e ruota nel senso opposto.
5. Mantieni la scapole rivolte in basso e prova ad allungare la colonna mentre ruoti la parte superiore del corpo. Assicurati che le anche e le ginocchia non ruotino col resto del corpo.

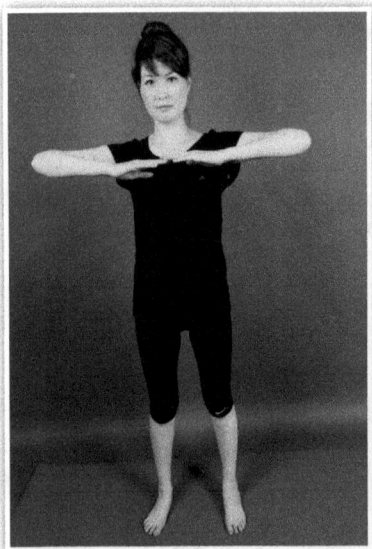

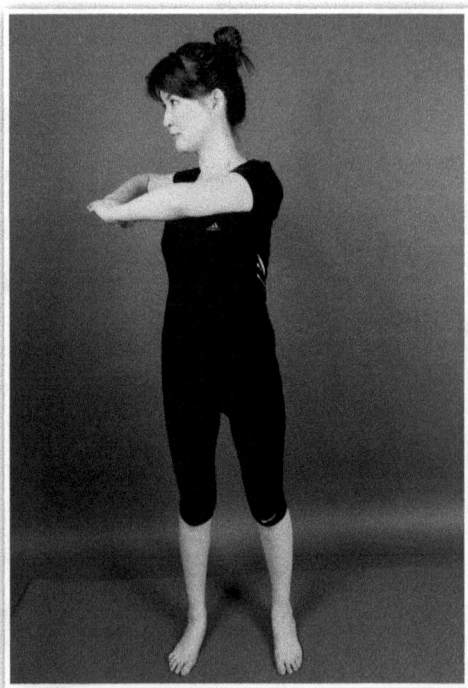

Rotazione dell'anca

1. Lo scopo principale di questo esercizio è di sciogliere i muscoli della regione lombare.
2. Assumi una posizione eretta e unisci le mani sulla parte inferiore della gabbia toracica tenendo i gomiti piegati.
3. Fai rientrare l'addome e fai eseguire alle anche un movimento circolare. Assicurati che le ginocchia siano leggermente piegate e che la schiena sia in posizione di forza.
4. Cerca di mantenere in movimento solo le articolazioni dalla vita in giù, senza muovere la parte superiore del corpo. Il petto deve rimanere sollevato quando svolgi la rotazione, che deve essere il più ampia possibile senza dare fastidio.

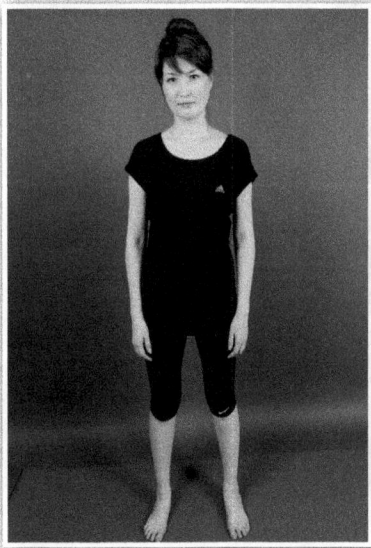

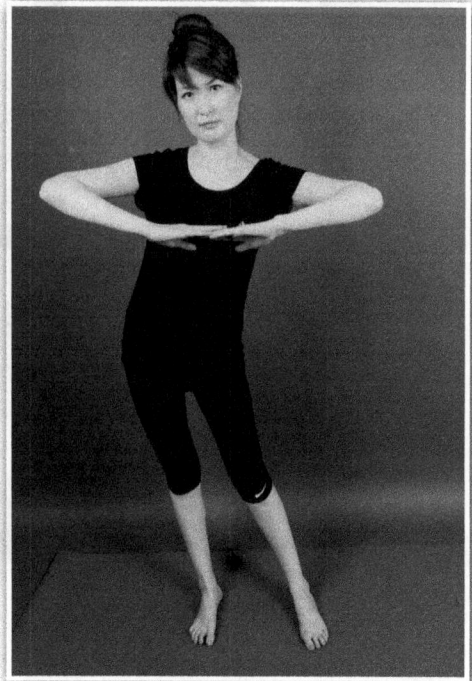

Flessione del busto con gambe piegate

1. Questo è un esercizio da svolgere per sciogliere i muscoli che si trovano nella parte superiore del corpo e aprire il petto.
2. Assumi una posizione eretta e allarga le braccia.
3. Contrai i muscoli addominali e fai oscillare il bacino in avanti spingendo il coccige.
4. Arrotonda la parte superiore del corpo, contemporaneamente porta le braccia in avanti, di fronte al corpo.
5. Ritorna in posizione iniziale e riporta le braccia sui lati.

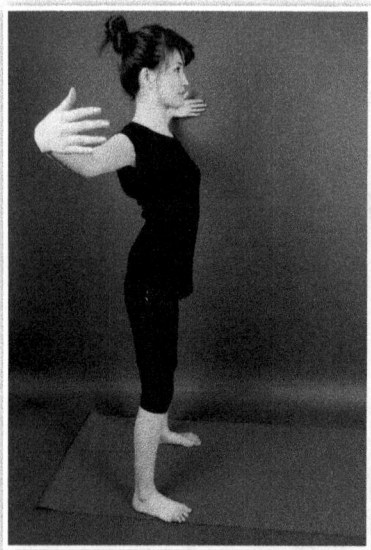

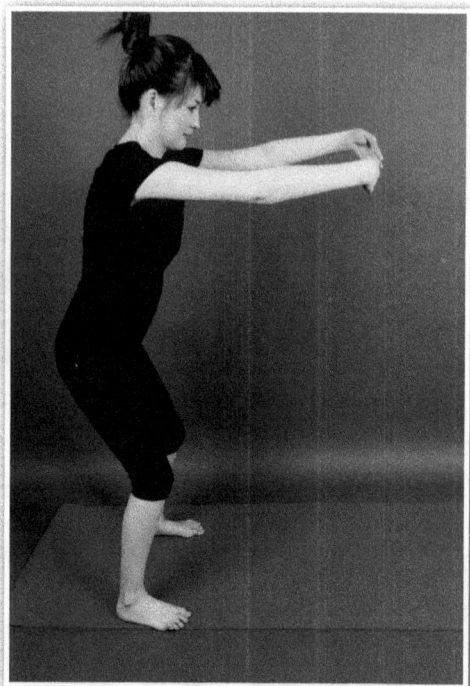

Mobilità del collo

6. Questo esercizio è utile per ridurre la tensione nel collo.
7. La posizione iniziale per questo esercizio è in piedi, eretta e con le braccia sui fianchi.
8. Con i muscoli addominali contratti, piega la testa come se volessi guardare sopra la spalla.
9. Mantieni questa posizione per un secondo, torna in posizione iniziale e ripeti dall'altro lato.
10. Assicurati di non inclinare la testa di lato e allunga la colonna vertebrale ogni volta che torni nella posizione di partenza.

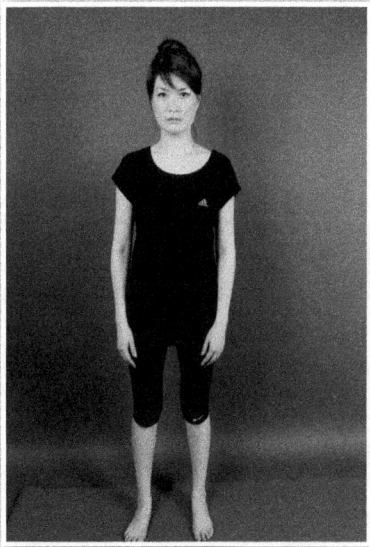

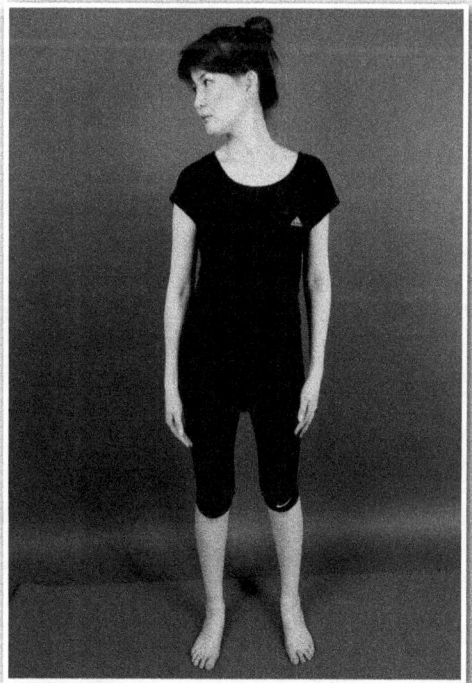

Esercizi di stretching

La colonna vertebrale è sottoposta a molto stress durante i nove mesi della gravidanza. I muscoli attorno alla colonna vertebrale s'irrigidiscono a causa delle posizioni che si adottano in gravidanza e dopo il parto. Assicurati che lo stretching di ciascun muscolo non duri più di trenta secondi, poiché si rischia di danneggiare i muscoli ancora lassi.

In basso troverai alcuni esercizi di stretching che ti saranno utili dopo aver partorito e esserti sottoposta al checkup post-natale.

Stretching ad arco

1. Questo esercizio agisce sulla zona toracica della colonna vertebrale e allunga anche i muscoli pettorali.
2. La posizione di partenza per questo esercizio è sdraiata di lato sul pavimento, con un cuscino sotto la testa. Entrambe le mani devono essere portate avanti, congiunte come in preghiera e appoggiate sul pavimento. Le ginocchia, inoltre, devono essere piegate e congiunte.
3. Contraendo i muscoli addominali, porta in alto il braccio, verso il soffitto. Contemporaneamente segui con la testa il movimento del braccio.
4. Porta il braccio verso il pavimento, assicurandoti che la testa ne segua il percorso.
5. Quando il braccio ha raggiunto il pavimento, prenditi una pausa di qualche secondo e respira.
6. Usa i muscoli addominali per riportare il braccio in posizione iniziale.
7. Assicurati che sia l'area lombare che quella pelvica rimangano nella posizione iniziale.

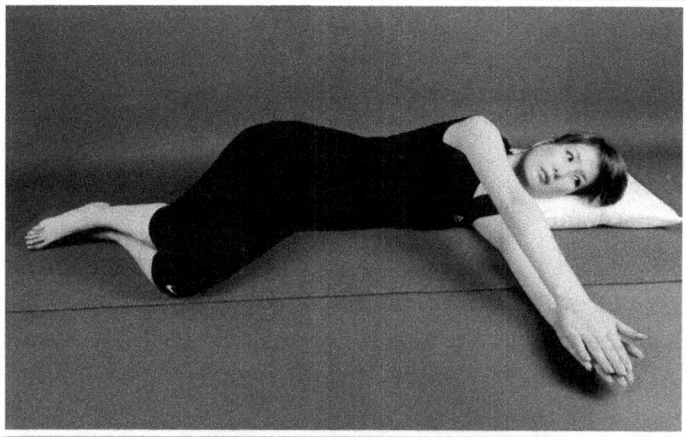

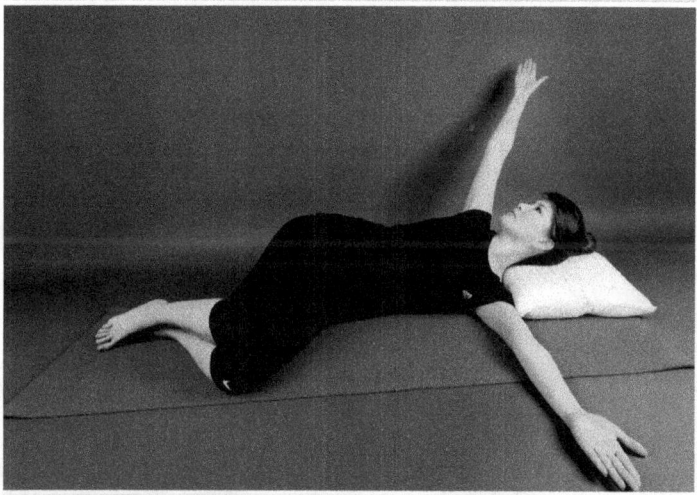

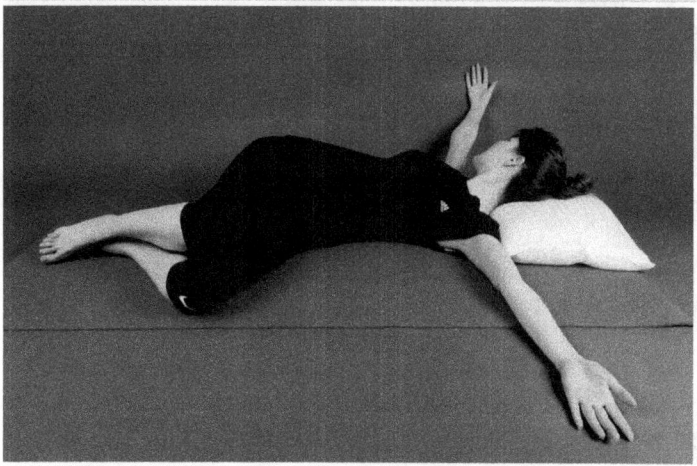

Stretching pettorale da seduta

1. Questo esercizio migliora la postura e allunga i muscoli pettorali.
2. Può essere svolto da seduta sul pavimento, con la schiena dritta e le gambe incrociate.
3. Assicurati che la tua schiena sia dritta, appoggia le mani indietro sul pavimento. Questa operazione deve essere svolta mantenendo la schiena dritta.
4. Fai rientrare l'addome, apri il petto e porta i gomiti indietro.
5. A questo punto dovresti sentir tirare le spalle e il petto.
6. Se vuoi che questo esercizio sia efficace devi aprire il petto, non sollevarlo.

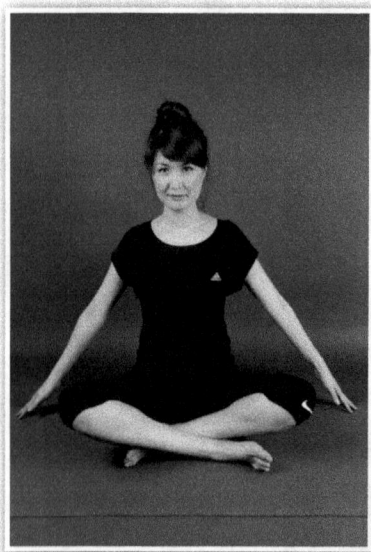

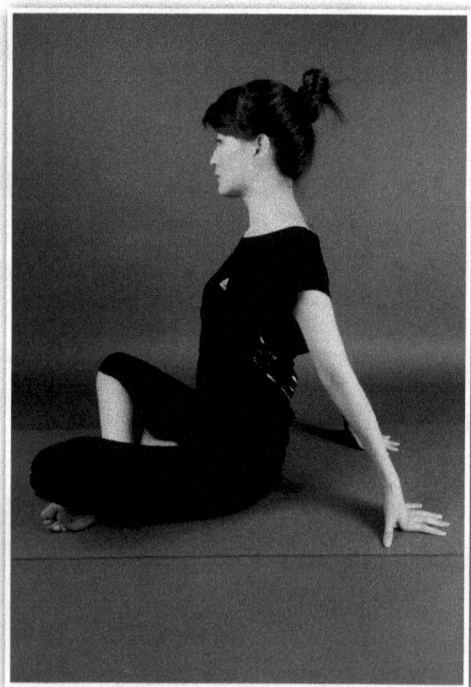

Stretching del trapezio da seduta

1. L'idea di questo esercizio è di ridurre lo stress del muscolo trapezio attraverso dei cambiamenti posturali.
2. Stando seduta sul pavimento con la schiena dritta, allarga le braccia.
3. Le scapole devono essere abbassate.
4. Spingendo il bacino in avanti, riporta indietro le braccia e incurva la colonna vertebrale insieme alla testa.
5. Afferra il gomito con la mano opposta, allinea le spalle e fai pressione.
6. Durante tutto l'esercizio, respira in maniera normale.

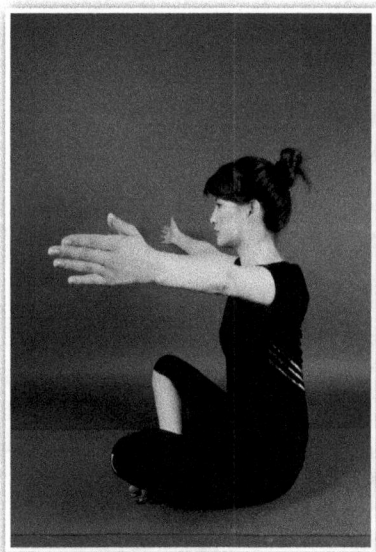

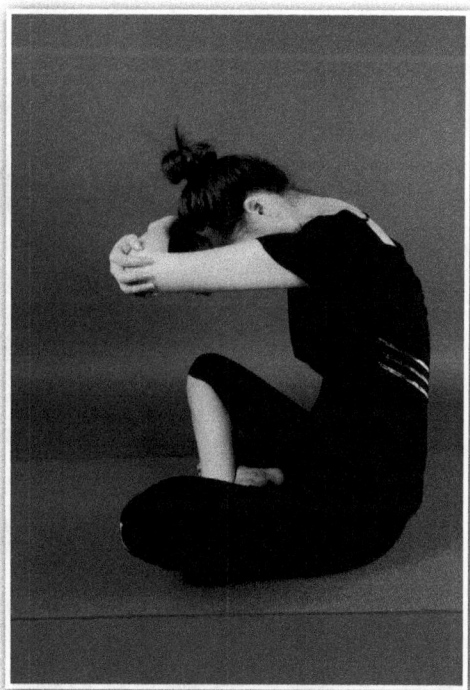

Stretching del grande dorsale da seduta

1. Questo esercizio attenua il dolore e lo stress del muscolo grande dorsale e facilita la mobilità toracica.
2. Siediti sul pavimento con la schiena dritta e appoggia la punta delle dita sul pavimento. Dovrebbero essere leggermente più avanti rispetto alle anche.
3. Alza un braccio e sollevalo come se stessi provando a toccare il soffitto. Sentirai lo stretching del lato dal quale hai sollevato il braccio.
4. Continua il movimento fino a formare un arco, spostando contemporaneamente la mano sul pavimento.
5. Ritorna in posizione iniziale.

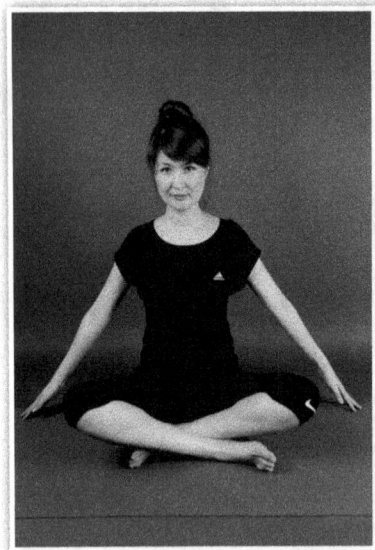

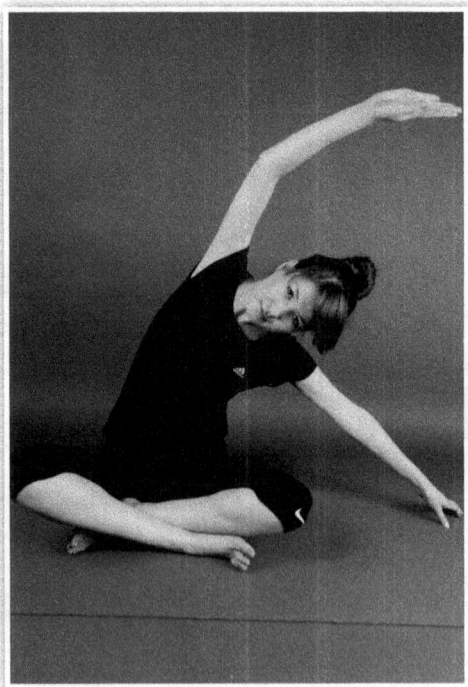

Stretching del collo da seduta

1. Questo esercizio allenta la tensione dei muscoli del collo.
2. Siediti sul pavimento con la schiena dritta e poggia le mani ai lati.
3. Inclina la testa da un lato e porta l'orecchio sulla spalla. Assicurati che sia l'orecchio a toccare la spalla, e non viceversa.
4. Torna in posizione iniziale e ripeti l'esercizio con l'altro lato del collo.

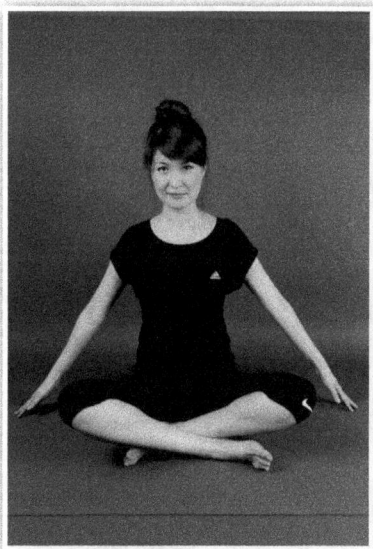

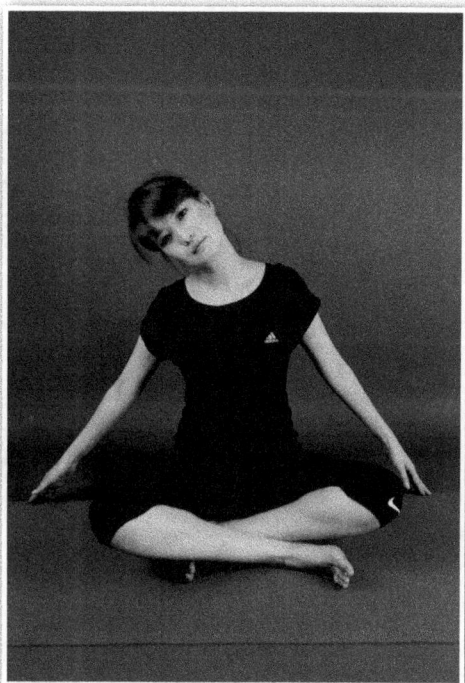

Movimento verso l'alto

1. Questo esercizio ti farà sentire più carica.
2. In posizione eretta, con la schiena ben dritta, poggia le mani sui fianchi in maniera rilassata.
3. Prendi un respiro profondo e muovi il braccio esternamente verso l'alto , come se volessi toccare il soffitto. Sentirai allungarsi i muscoli vertebrali.
4. Espira mentre abbassi il braccio.
5. Assicurati che la scapola rimanga abbassata quando alzi il braccio. Tieni le braccia leggermente in avanti per mantenere una posizione neutra.

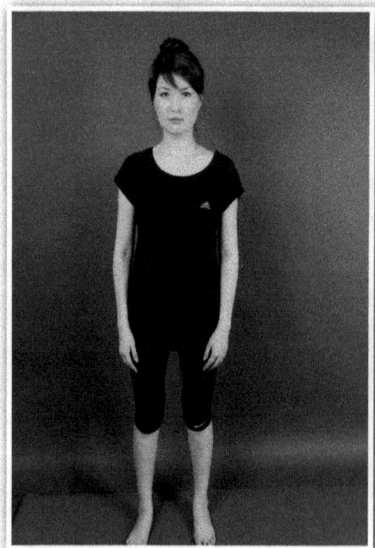

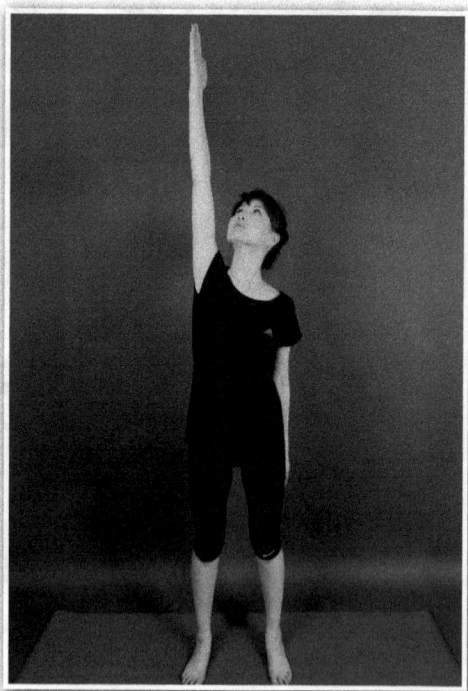

Stretching laterale in piedi

1. Usa questo esercizio per allungare il muscolo grande dorsale e per rilasciarne la tensione. Questo esercizio è utile anche per aumentare la mobilità toracica.
2. Per svolgere questo esercizio devi metterti in posizione eretta con la schiena ben dritta e le mani sulle anche.
3. Contrai i muscoli addominali e solleva un braccio verso il soffitto, continua il movimento formando un arco.
4. Se stai sollevando il braccio destro, dovresti sentir tirare i muscoli del lato sinistro del corpo.
5. Porta il braccio in posizione iniziale e ripeti.
6. Ripeti l'esercizio usando l'altro braccio.
7. Non piegare il lato opposto allo stretching, non spingere neanche l'anca verso il lato opposto.

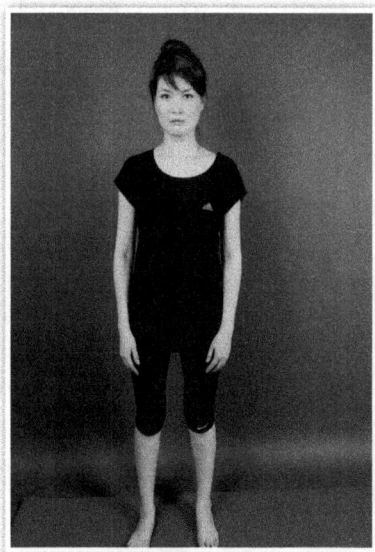

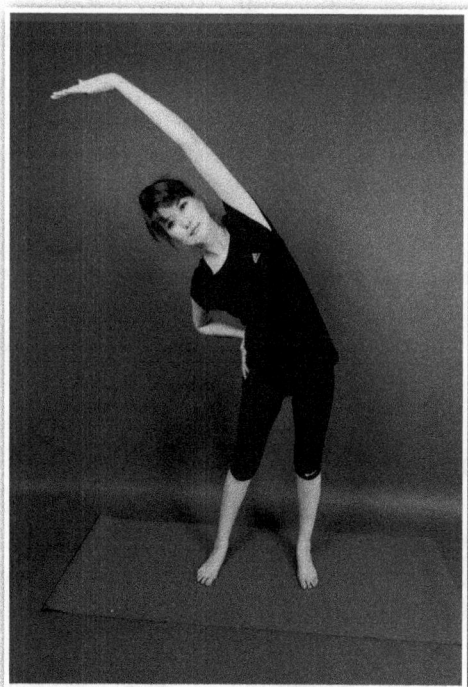

Esercizi di stabilizzazione del core per principianti

Gli esercizi di stabilizzazione sono ottimi per le neomamme. Per rafforzare i muscoli addominali indebolitisi durante la gravidanza dovrebbe essere usata una palla di stabilità. Il core è, in breve, il centro del corpo, composto in particolare dai tuoi muscoli addominali e dai muscoli di anche, sedere, schiena e pavimento pelvico. Tutti i muscoli del core lavorano insieme come se fossero uno solo e sono connessi dalla fascia muscolare, uno strato di tessuto connettivo.

In basso troverai alcuni esercizi utili dopo il parto ed essenziali per far tornare il ventre piatto.

Riscaldamento del pavimento pelvico

1. Sdraiati sul pavimento e piega le ginocchia. Ci sarà dello spazio tra il pavimento e la regione lombare e tra il pavimento e il collo, poiché il tuo core non è ancora attivo.
2. Inspira e, mentre espiri, inclina il bacino verso l'ombelico. È un'azione breve, perciò è difficile che noterai il movimento della pancia. Continua a spingere senza che lo stomaco sporga in avanti.
3. Mantieni questa posizione più a lungo che puoi, comunque per più di dieci secondi, poi riposati per altri dieci secondi.
4. Rilassa il pavimento pelvico.

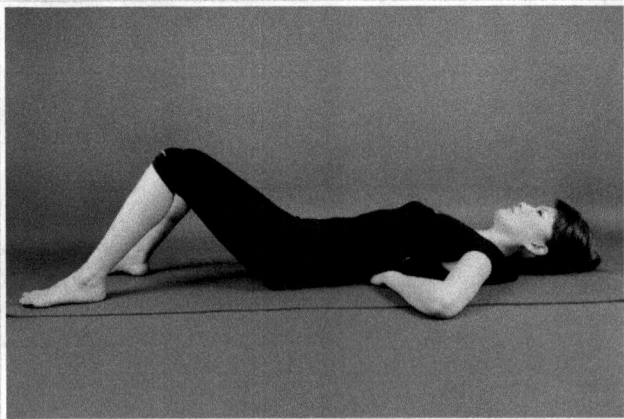

Esercizio di vuoto addominale "quattro punti"

1. Inginocchiati con i fianchi paralleli alle ginocchia e le spalle parallele ai palmi delle mani.
2. Con la colonna vertebrale in posizione comoda, in allineamento neutro e senza stress, fai un respiro profondo e lascia che il tuo stomaco precipiti verso il pavimento.
3. Espirando, indirizza l'ombelico verso la colonna vertebrale, mentre mantieni la schiena nella posizione iniziale.
4. Cerca di mantenere la posizione il più a lungo possibile.
5. Quando hai bisogno di respirare, rilassa le pareti addominali, inspira e ripeti l'esercizio dieci volte.

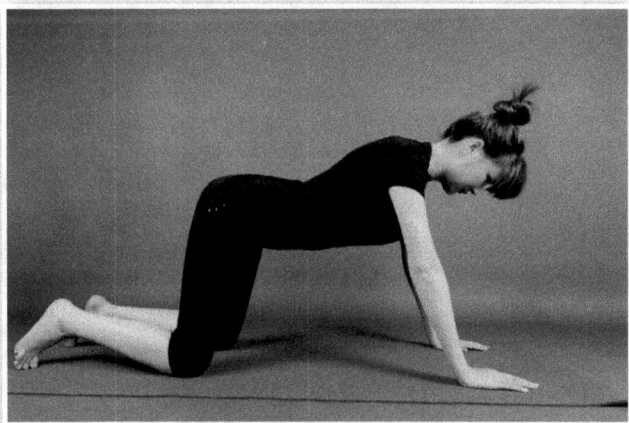

Plank

1. Comincia sdraiandoti a pancia in giù sul pavimento o su un materassino per esercizi. Posiziona i gomiti e gli avambracci sotto il petto.
2. Sollevati in modo da mantenere una posizione a "ponte", puntellandoti su avambracci e dita dei piedi.
3. Mantieni la schiena diritta e non permettere alle anche di incurvarsi e di toccare il pavimento.
4. Mantieni la posizione per sessanta secondi.

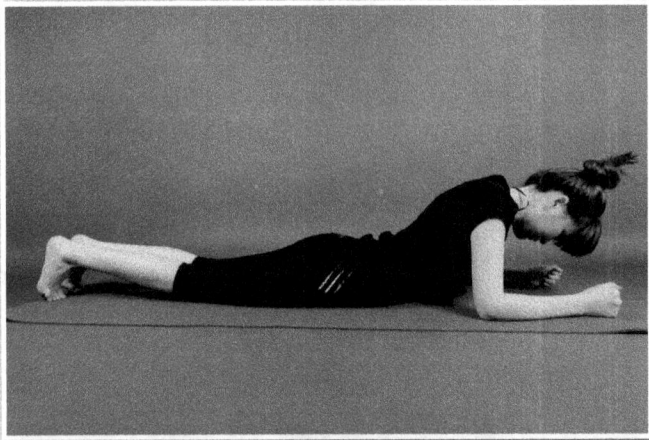

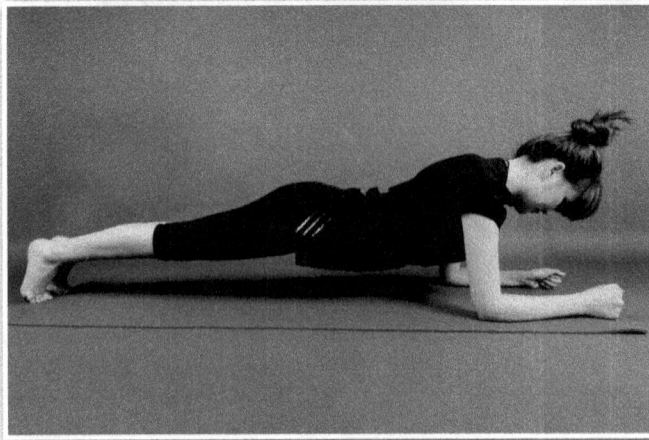

Affondo del core con rotazione

1. In posizione eretta, a piedi uniti, porta le mani verso sinistra, mantenendo le braccia dritte all'altezza delle spalle.
2. Fai un passo avanti ed esegui un affondo con la gamba sinistra, ruota il corpo dalla vita verso sinistra.
3. Ripeti venti volte.
4. Per renderlo più complesso, usa un peso da 2-5 kg.

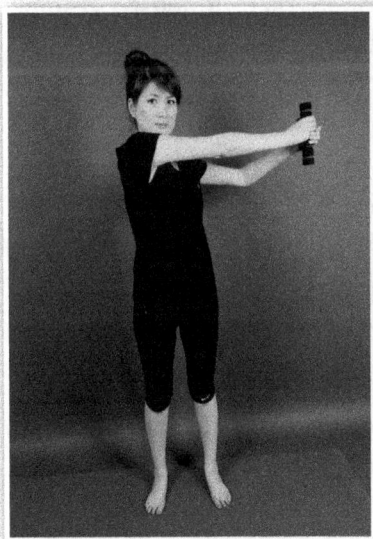

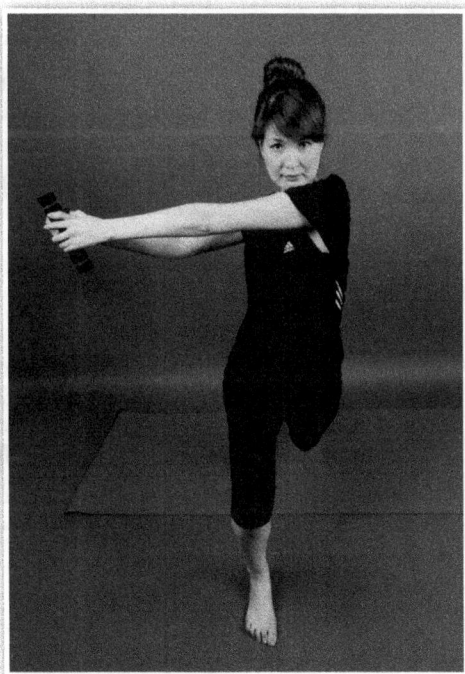

Fai attenzione se hai subito un parto cesareo

Gli esercizi descritti in questo libro sono sicuri e facili da eseguire. Tuttavia, se sei stata sottoposta ad un parto cesareo, alcuni di questi possono provocarti irritazione nell'area d'incisione. Se ti senti anche minimamente a disagio, prenditi una pausa fino a quando non senti di poter ricominciare tranquillamente. È una buona idea usare un cuscino per supportare l'area addominale e stare più comoda.

Con molta probabilità sarai in grado di iniziare a svolgere attività fisica dopo sei settimane dal parto. Se hai avuto un parto vaginale puoi iniziare prima. Potresti sentire una sensazione di insensibilità dopo il parto. Ricordati che durante il cesareo sono stati tagliati anche dei nervi e ci vorrà del tempo perché questi si rigenerino.

Lo scalino che rimane dopo il parto cesareo

Molte donne si preoccupano dello scalino che si forma sulla cicatrice del parto cesareo. Tuttavia puoi liberarti di questo gradino se fai allenamento e metti in movimento i muscoli. Il dott. Kent Snowden, ostetrico e ginecologo, afferma che "lo scalino è molto probabilmente frutto di un danno del tessuto adiposo". Quando il rigonfiamento diminuirà e tornerai alla vita di tutti i giorni, l'unico ricordo del tuo cesareo sarà il tessuto cicatriziale. Tuttavia, perché ciò avvenga aspetta almeno sei mesi.

Esercizi avanzati di stabilizzazione del core

Quando avrai completato gli esercizi di stabilizzazione del core per principianti, sarà il momento di intraprendere gli esercizi avanzati, che agiranno su altre parti del tuo core.

Rotazione in avanti con palla

1. Mettiti in ginocchio di fronte alla palla svizzera e appoggia le braccia dietro il punto più alto della palla. Tra anche e spalle si deve formare lo stesso angolo. Immagina di avere una scatola sulla parte posteriore degli avambracci e una sulla parte posteriore delle cosce.

2. Indirizza l'ombelico verso l'interno e mantieni la schiena e la testa in posizione comoda.

3. Rotola in avanti, muovi le gambe e le braccia in modo che l'angolo formato dalle spalle e dalle anche rimanga uguale durante il movimento. Aumenta progressivamente lo sforzo esercitato per indirizzare l'ombelico verso l'interno

4. Fermati nel momento in cui senti che stai per perdere la posizione. Sentirai che la schiena tende a precipitare verso il basso quando interrompi l'esercizio. Dovresti fermarti prima di raggiungere questo stato

5. Per i principianti: rotola in avanti e mantieni la posizione per tre secondi, poi ritorna in posizione iniziale. Il tempo dovrebbe essere scandito in tre secondi fuori, tre secondi fermi e tre secondi ritornando allo stato iniziale.

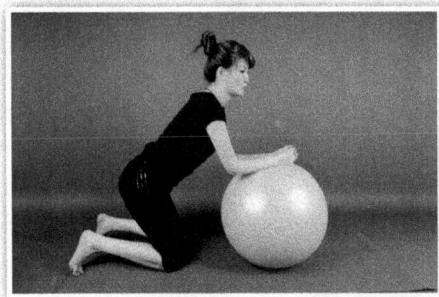

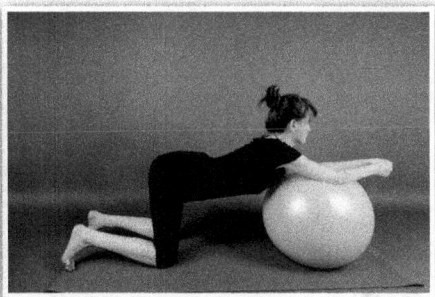

Addominali con palla svizzera

Attenzione: se avverti delle sensazioni di vertigini durante l'esecuzione di questo esercizio, puoi appoggiarti più in avanti sulla palla. In ogni caso, se continui a provare la stessa sensazione, interrompi immediatamente l'esercizio.

1. Sdraiati sulla palla svizzera in modo da appoggiare comodamente la schiena. La testa deve toccare appena la palla.
2. Tieni la lingua attaccata al palato.
3. Mentre ti sollevi, immagina che la colonna vertebrale si arrotoli dalla testa al bacino.
4. Quando torni giù, rilassa una ad una le vertebre della schiena dalla zona lombare alla testa.
5. Espira risalendo e inspira abbassandoti.
6. Posizione delle braccia:
   Principiante – braccia tese e in avanti.
   Intermedio – braccia incrociate sul petto.
   Avanzato – punta delle dita dietro le orecchie (non spingere la testa e il collo con le mani).
7. Il ritmo deve essere lento, come il respiro.
8. Ripeti per venti volte.

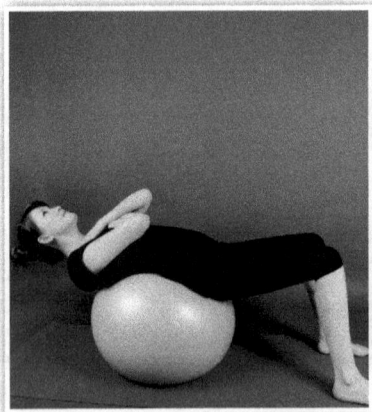

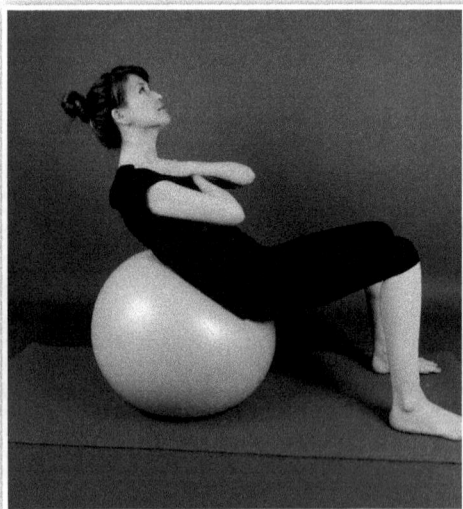

Esercizio del cavallo in movimento

1. Appoggiati su mani e ginocchia in modo che i polsi siano perpendicolari alle spalle e le ginocchia alle anche.
2. Contrai gli addominali e allunga la gamba sinistra dietro di te; contemporaneamente, allunga il braccio destro davanti a te, col pollice verso l'alto.
3. Ripeti il movimento dieci volte.
4. Torna alla posizione iniziale e usa braccio e gamba opposti.

Oltre agli esercizi per lo stretching, la mobilità e la stabilizzazione, dopo il parto è un ottima idea svolgere attività fisica acquatica. Molto probabilmente hai già fatto questo tipo di attività durante la gravidanza e, se ti è piaciuta, potresti anche continuare a farla.

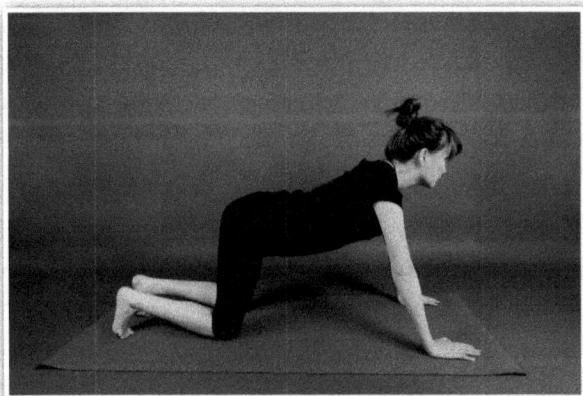

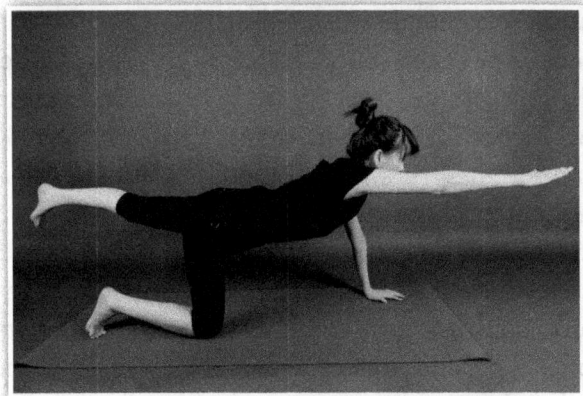

Ginnastica acquatica

Fare attività fisica in acqua può procurare numerosi benefici. Per esempio, le articolazioni sono sottoposte a minori quantità di stress. È anche più semplice allenarsi in acqua se hai accumulato peso. Inoltre, la pressione che l'acqua esercita sulle varie parti del corpo fa bene alla circolazione sanguigna, che migliorando permette al sangue di raggiungere i reni riducendo la ritenzione idrica, causa parziale dell'aumento di peso in gravidanza. La pressione idrostatica fa in modo che i fluidi ritenuti nei tessuti vengano liberati ed entrino in circolazione. È stato osservato, inoltre, che gli effetti secondari dell'allenamento acquatico sono sensibilmente più bassi di quelli dell'allenamento normale. Di conseguenza, è più difficile sentire bruciore muscolare. E infine, ma non meno importante, l'acqua ha l'effetto terapeutico di rilassarti. Ti aiuta a ottenere un buon autocontrollo e rilassa molto.

L'acqua, inoltre, rallenta i movimenti che esegui. Ciò significa che se sei abituata a svolgere attività fisica a forte impatto ed esercizi che prevedono movimenti rapidi, potrai gestire meglio la situazione. Gli esercizi in acqua sono un ottimo modo per fare qualcosa che ritenevi arduo, grazie alla presenza di minore gravità in acqua.

Quando scegli di svolgere attività fisica in acqua, ricordati che la resistenza in quell'ambiente é maggiore che in aria. Di conseguenza, camminare o eseguire movimenti richiede più sforzo. La resistenza è presente in tutte le direzioni. Le sessioni di gruppo creano turbolenze che aumentano la resistenza dell'acqua.

Assicurati che la temperatura dell'acqua in piscina sia attorno ai 20°. Se l'acqua è più calda, può verificarsi un aumento dell'elasticità dei muscoli, sconsigliabile, e provocare la secrezione del latte. L'acqua fredda invece agisce da vasocostrittore, causando una diminuzione della circolazione mentre svolgi gli esercizi. L'altezza dell'acqua deve raggiungere il petto. In questo modo verranno supportati pavimento pelvico, petto e seno. Quest'altezza, inoltre, ti permetterà di svolgere in maniera appropriata gli esercizi per la parte superiore del corpo in acqua. Puoi iniziare a svolgere ginnastica acquatica non appena si interrompono le perdite vaginali. Dovrebbe avvenire all'incirca tra la terza e la quinta settimana successive al parto.

Tra i tanti esercizi che puoi svolgere in acqua, il nuoto è uno dei migliori. Aumenta le capacità cardiovascolari e procura benefici anche ai muscoli. Inizia facendo poche vasche in maniera rilassata e continua a ritmo moderato per molto tempo. Usa uno stile libero ed evita stili in cui la posizione è prona e ti costringe a tenere la testa alta.

Riposo e rilassamento

Nonostante tu abbia fretta di tornare in forma, è importante che non trascuri il riposo. Anche se non sei abituata a prenderti delle pause o a schiacciare un pisolino durante il giorno, devi trovare un modo per stare rilassata. Il beneficio del riposo è sia per te che per tuo figlio. Una madre felice riesce a prendersi cura del proprio figlio in modo migliore rispetto a una madre infelice.

È probabile che l'arrivo del neonato ti metta addosso molta tensione, probabilmente più di quanto pensassi possibile, e di sicuro molto più che in gravidanza.

Lo stress è uno degli aspetti più comuni che una neo mamma deve affrontare. È una minaccia per il corpo, per il benessere del bambino e anche per la relazione col partner. Quando arriva lo stress, il corpo inizia a ridurre tutte le funzioni interne e le limita al minimo necessario per rimanere in vita. Vengono compromessi aspetti come la digestione, lo smaltimento delle tossine e l'efficienza respiratoria. Lo scopo è quello di indirizzare tutte le energie del corpo per combattere la causa dello stress. Sfortunatamente, questo sistema funzionava migliaia di anni fa, quando le minacce più comuni erano di tipo fisico. Oggi le cause dello stress sono per la maggior parte di natura emotiva. Il corpo, però, reagisce allo stesso modo.

Se questa reazione dura molto tempo, causa stress cronico e compromette in maniera grave il modo in cui funziona il corpo.

Esistono molti fattori associati allo stress post-natale e sono sia di natura fisica, sia di natura emotiva. I fattori di natura fisica includono: affaticamento, insonnia, infiammazione del perineo, costipazione, dolore articolare, respiro pesante e difficoltoso, carenze energetiche e cambiamenti posturali. Alcuni dei fattori di natura emotiva includono: problemi col bambino, come il pianto prolungato; incapacità di gestire il bambino; mancanza di tempo; la sensazione di essere inadeguata come madre; la sensazione di isolamento e di essere sola nel processo di gestione del bambino; l'incapacità di perdere peso in fretta.

La reazione del corpo nei confronti dello stress si manifesta con l'inclinazione di testa e corpo, spalle elevate, gomiti piegati e stretti al corpo, pugni chiusi, mascella serrata e denti digrignati. La frequenza cardiaca solitamente aumenta durante lo stress e aumentano anche la pressione sanguigna e la frequenza respiratoria.

È importante che tu riesca a gestire lo stress, per poter tornare alla normalità. Esistono molti metodi che puoi sperimentare per rilassarti. È necessario, tuttavia, che ti dedichi a questo scopo e che ti convinca che lo stress non solo fa del male a te, ma indirettamente può danneggiare anche il tuo bambino. Fai di tutto per prenderti il tempo per rilassarti ed esercitarti con alcune tecniche di rilassamento, così da essere più tranquillità e in pace.

Le tecniche di rilassamento più utilizzate sono:

- **Metodo del contrasto** – Questo metodo consiste nel contrarre e rilassare tutti i muscoli del corpo uno dopo l'altro in maniera cosciente. Puoi iniziare sdraiandoti e rilassandoti, poi pensa ad un muscolo e contrailo. Mantieni la tensione per qualche istante e poi rilascialo. Inizia dalle dita dei piedi e risali man mano fino alle spalle e al volto. Questo è un metodo molto semplice da eseguire per rilassarsi, anche se può risultare difficile contrarre o rilassare i muscoli, se sono già molto tesi.
- **Visualizzazione** – Chiamata anche immaginazione creativa, è un metodo che per funzionare deve essere eseguito in una stanza tranquilla e silenziosa. Chiudi gli occhi e inizia a visualizzare nella tua mente delle immagini allegre. Questo è un esercizio psicologico, ma quando avrai finito, ti accorgerai che ha un impatto diretto sul modo in cui ti senti.
- **Rilassamento fisiologico** – Questo viene anche chiamato "metodo Mitchell" e consiste nell'inibizione reciproca. Questo metodo prevede che un muscolo si rilassi mentre un altro viene contratto. Dovrai sottoporre tutto il corpo a questo esercizio creando una routine.
  - Inizia con le spalle, spingendole verso le orecchie. Senti coscientemente l'elongazione del collo.
  - Allontana i gomiti dal corpo lentamente.

- Stira le dita e senti la sensazione di allungamento.
- Ruota le anche all'esterno, ma mantieni le gambe leggermente allargate.
- Sposta le ginocchia per trovare una posizione più confortevole.
- Fletti le dita dei piedi dirigendole verso il viso.
- Premi il tuo corpo dentro il letto o il materassino sul quale sei appoggiata.
- Premi la testa sul cuscino.
- Assicurati che le tue labbra si tocchino e abbassa la mascella.
- Posiziona la lingua nel centro della bocca.
- Chiudi gli occhi e sii cosciente dell'oscurità.
- Solleva le sopracciglia sopra l'attaccatura dei capelli.
- Prendi un respiro profondo e metti nei polmoni più aria che puoi, poi espira lentamente.

Eseguite questi allenamenti lentamente e cautamente

Quando ti prendi del tempo per rilassarti, è necessario che tu sia a tuo agio. È importante che non ti trovi in un posto dove non puoi sentire il pianto del bambino (ciò significa che ti devi assicurare che qualcun altro si stia prendendo cura di tuo figlio, o di avere un baby-monitor con te, se sta dormendo). Prova a smettere di pensare alle faccende che devi sbrigare e alle cose da fare prima della fine della giornata. Quando ti rilassi non è il momento di pensare alla pianificazione della giornata, della settimana o della vita.

Cambiamenti nello stile di vita

Oltre agli esercizi che svolgi, con l'arrivo del bambino saranno sopraggiunte un sacco di altre faccende da sbrigare. Ci sono dei movimenti e delle posizioni che devi adottare per poter tenere in braccio il bambino, allattarlo e perfino giocarci. Inoltre è raccomandabile cercare di evitare movimenti o comportamenti impropri, per non far del male al piccolo.

In basso troverai alcuni consigli per dei cambiamenti da adottare nello stile di vita dopo il parto.

- Siediti sul bordo del letto e alzati dalla posizione seduta lentamente. Tieni le ginocchia e le gambe allineate, in modo da esercitare meno sforzo possibile.

- Molte donne preferiscono tenere il bambino da un lato, in modo che quando sono stanche possono cambiare lato. Alcune donne hanno la tendenza a inarcare leggermente l'anca, per permettere al bambino di riposare sulla sporgenza che si forma. Questa posizione può però esercitare una forte pressione sulla colonna vertebrale lombare, se viene adottata per molto tempo.

- Assicurati di essere seduta in maniera composta mentre allatti il bambino. Cerca di procurarti una sedia da allattamento per avere sempre la schiena dritta. Posiziona un cuscino o uno sgabellino sotto i piedi se non riesci a raggiungere comodamente il pavimento senza.

- Non sollevare la vaschetta del bambino quando è piena d'acqua. Trova un modo per mettere la vaschetta in una vasca, in modo da facilitare lo scolo dell'acqua.

- Procurati un fasciatoio che sia più alto dei tuoi fianchi, in modo da poter cambiare il bambino più facilmente. Se non è disponibile, inginocchiati sul fianco del letto per cambiare il bambino.

Ultime parole per le donne incinte affette da scoliosi

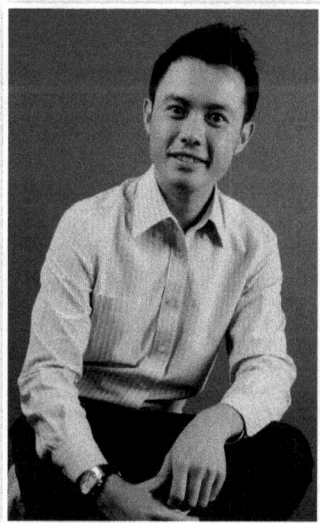

Le donne affette da scoliosi non devono temere nulla dalla gravidanza. I cambiamenti che si verificano nel tuo corpo in gravidanza sono gli stessi che avvengono in ogni altra donna. L'unica cosa di cui ti devi preoccupare è di avere maggior cura della tua schiena, senza esagerare nelle cose che fai e che possono aumentare la pressione esercitata sulla colonna vertebrale. Segui le linee guida illustrate in questo libro per mangiare correttamente, in modo da avere una colonna vertebrale sana e un figlio in salute. Svolgi gli esercizi illustrati precedentemente e non dovrai preoccuparti di nulla.

Quando si parla di gravidanza, è necessario che tu sia informata per affrontare tutti i nove mesi senza problemi seri. Dire che non avrai problemi in gravidanza non è realistico ma, ancora una volta, non esiste donna che non abbia problemi in gravidanza. Il corpo viene sottoposto a così tanti cambiamenti che ci sono decine di aspetti a cui andrai incontro e che non hai mai vissuto prima.

Ciò di cui hai bisogno veramente è leggere molto su quello che sta accadendo nel tuo corpo e su quello che puoi fare concretamente per gestire efficientemente i cambiamenti.

La dieta e l'esercizio fisico sono aspetti chiave per una gestione efficiente della gravidanza. Assicurati che la dieta che consumi sia salutare e sia mirata a migliorare la salute delle ossa. E ricordati di svolgere la giusta quantità di esercizio fisico per essere in gran forma quando arriverà il bambino.

Le donne che seguono rigidamente la loro dieta e il loro piano di esercizi sono sottoposte a molti meno problemi durante la gravidanza e il parto.

Ricorda che ogni giorno vengono pubblicate nuove ricerche e testate nuove tecniche per aiutare chi ha problemi di salute e migliorarne le condizioni. Resta aggiornata sulle nuove ricerche che vengono condotte per aiutare i pazienti affetti da scoliosi a partorire facilmente.

Una cosa è certa: fino a che continuerai a mangiare correttamente per la scoliosi e la gravidanza, e fin a che manterrai uno stile di vita attivo e dinamico, sarai in grado di attraversare felicemente la gravidanza e di tenere in braccio molto presto il nuovo amore della tua vita.

In gamba, buona fortuna col tuo bambino!

dott. Kevin Lau

Bibliografia

1. Warren M.P., Brooks-Gunn J., Hamilton L.H., Warren L.F. and Hamilton W.G. (1986). Scoliosis and fractures in young ballet dancers: relation to delayed menarche and secondary amenorrhea. N Engl J Med, 314:1348—1353.

2. Nowak, A. and Czerwionka-Szaflarska. M. (1998) Clinical picture of mitral valve proplapse syndrome in children - a study of a selfselected material. Med Sci Monit, 4(2): 280-284

3. Akella P., Warren M.P., Jonnavithula S. and Brooks-Gunn J. (Sept, 1991) Scoliosis in ballet dancers. Med Probl Performing Artists. 84—86.

4. Tanchev, P.I., Dzherov, A.D., Parushev, A.D., Dikov, D.M., and Todorov, M.B. (Jun, 2000). Scoliosis in rhythmic gymnasts. Spine, vol 25 (issue 11): 1367-72

5. Omey, M.L., Micheli, L. J. and Gerbino, P.G. (2000). Idiopathic scoliosis and spondylolysis in the female athlete: Tips for treatment. Clinical orthopaedics and related research, 372, 74-84

6. Riseborough E. and Wynne-Davies R. (1973) A genetic survey of idiopathic scoliosis in Boston. J Bone Joint Surg Am, 55:974-982.

7. Czeizel A., Bellyei A., Barta O., et al. (1978) Genetics of adolescent idiopathic scoliosis. J Med Genet, 15:424-427.

8. Weinstein S.L., Zavala D.C. and Ponseti I.V. (Jun, 1981). Idiopathic Scoliosis: long-term follow-up & prognosis in untreated patients. J Bone Joint Surg Am, 63(5): 702-12.

9. Fayssoux, R.S., Cho, R.H. and Herman M.J. (2010) A History of Bracing for Idiopathic Scoliosis in North America Clin Orthop Relat Res, 468:654–64.

10. Coillard C., Circo A.B. and Rivard C.H. (November, 2010) SpineCor treatment for Juvenile Idiopathic Scoliosis: SOSORT award 2010 winner. Scoliosis, 5:25, doi: 10.1186/1748-7161-5-25.

11. Negrini S., Minozzi S., Bettany-Saltikov J., Zaina F., Chockalingam N., Grivas T.B., Kotwicki T., Maruyama T., Romano M. and Vasiliadis E.S. (2010) Braces for idiopathic scoliosis in adolescents. Cochrane Database of Systematic Reviews, Issue 1. Art. No.: CD006850.

12. Dale, E. Rowe, M.D., Saul, M. Bernstein, M.D., Max, F. Riddick, M.D., Adler, F. M.D., Emans. J.B. M.D. and Gardner-Bonneau, D. Ph.D. (May, 1997). A Meta-Analysis of the Efficacy of Non-Operative Treatments for Idiopathic Scoliosis, The Journal of Bone and Joint Surgery 79:664-74.

13. Nachemson, A.L. and Peterson, L.E. (1995). Effectiveness of treatment with a brace in girls who have adolescent idiopathic scoliosis. A prospective, controlled study based on data from the Brace Study of the Scoliosis Research Society. The Journal of Bone and Joint Surgery, 77(6), 815-822.

14. Dolan L.A. and Weinstein SL. (Phila Pa 1976; Sep, 2007) Surgical rates after observation and bracing for adolescent idiopathic scoliosis: an evidence-based review. Spine, 1: 32(19 Suppl): S91-S100.

15. Ogilvie J., Nelson L., Chettier R. and Ward K. (2009) Does bracing alter the natural history of Adolescent Idiopathic Scoliosis? Scoliosis, 4(Suppl 2): O59.

16. Karol L.A. (Phila Pa 1976; Sep, 2001). Effectiveness of bracing in male patients with idiopathic scoliosis, 26(18): 2001-5.

17. Weiss H.R. (Jan 1, 2001). Adolescent Idiopathic Scoliosis: The Effect of Brace Treatment on the Incidence of Surgery. Spine, 26(1), 42-47.

18. Morningstar M.W., Woggon D. and Lawrence G. (Sep, 2004) Scoliosis treatment using a combination of manipulative and rehabilitative therapy: a retrospective case series. BMC Muculoskelet Disord, 14(5): 32. REFERENCES 343

19. Dickson, R.A. and Weinstein, S. L. (Mar, 1999). Bracing (And Screening) — Yes Or No?, British Editorial Society of Bone and Joint Surgery, 81(2): 193-8.

20. Farley, D. (Jul, 1994). Correcting the curved spine of scoliosis - includes related article on X-ray safety. FDA Consumer. 28(6):26-29.

21. Humke T., Grob D., Scheier H. and Siegrist H. (1995) Cotrel-Dubousset and Harrington Instrumentation in idiopathic scoliosis: a comparison of long-term results. Eur Spine J, 4(5): 280-3.

22. Mohaideen A., Nagarkatti D., Banta J.V. and Foley C.L. (Feb, 2007) Not all rods are Harrington - an overview of spinal instrumentation in scoliosis treatment. Pediatr Radiol, 30(2): 110-8.

23. Steinmetz M.P., Rajpal S. and Trost G. (Sep, 2008) Segmental spinal instrumentation in the management of scoliosis. Neurosurgery, 63(3 Suppl): 131-8.

24. Margulies J.Y., Neuwirth M.G., Puri R., Farcy F.V. and Mirovsky Y. (Apr, 1995) Cotrel Dubousset and Wisconsin segmental spine instrumentation:

comparison of results in adolescents with idiopathic scoliosis King Type II. Contemp Orthop, 30(4): 311-4.

25. Sucato D.J. (Phila Pa 1976; Dec, 2010) Management of severe spinal deformity: scoliosis and kyphosis. Spine, 35(25): 2186-92.

26. Shamji M.F. and Isaacs R.E. (Sep, 2008) Anterior-only approaches to scoliosis. Neurosurgery, 63(3 Suppl): 139-48.

27. Wilk B., Karol L.A., Johnston C.E., 2nd, Colby S. and Haideri N. (2006) The Effect of Scoliosis Fusion Surgery on Spinal Ranges of Motion: a Comparison of Fused & Nonfused Patients with

28. Idiopathic Scoliosis. Spine, 31(3): 309-314. 344 HEALTH IN YOUR HANDS

29. Yawn, B.P., Yawn, R.A., Roy A. (Sep 15, 2000). The estimated cost of school scoliosis screening. Spine, 25(18):2387-91.

30. Danielsson, A.J., Wiklund, I. , Pehrsson, K. and Nachemson, A.L. (Aug, 2001). Health-related quality of life in patients with adolescent idiopathic scoliosis: a matched follow-up at least 20 years after treatment with brace or surgery. European Spine Journal. 10(4), 278-288

31. Akazawa l, T., Minami l, S., Takahashi l K., Kotani l T., Hanawa T. and Moriya l H. (Mar, 2005) Corrosion of spinal implants retrieved from patients with scoliosis. J Orthop Sci, 10(2):200-5.

32. Wilk B., MS; Karol L.A., MD; Johnston C.E., II MD; Colby S. and Haideri, N. PhD (Feb 22, 2006). The Effect of Scoliosis Fusion Surgery on Spinal Ranges of Motion: a Comparison of Fused & Nonfused Patients with Idiopathic Scoliosis. Spine, 31(3):309-314.

33. Donovan P. (Mar 21, 2008). Grow Your Own Probiotics, Part I: Kefir, NaturalNews, Naturalnews.com, http://www.naturalnews. com/022822.html.

34. Nachemson AL, Peterson LE. Effectiveness of treatment with a brace in girls who have adolescent idiopathic scoliosis. A prospective, controlled study based on data from the Brace Study of the Scoliosis Research Society. J Bone Joint Surg Am. June 1995;77(6):815-822.

35. Mary G. Enig, PhD. (Dec 31, 2000). Fatty Acid Requirements for Women, Weston A. Price, www.westonaprice.org , http://www.westonaprice.org/ know-your-fats/fatty-acid-requirements-for-women.

36. Pam Schoenfeld   . (Apr 1, 2011). Vitamin B6, The Under-Appreciated Vitamin, Weston A. Price, http://www.westonaprice.org/vitamins-and-minerals/vitamin-b6-the-under-appreciated-vitamin.

37. NRC (National Research Council). Recommended dietary allowances. 10th ed. Washington, DC: National Academy of Sciences, 1989.

38. Clapp JF III. Exercise in pregnancy: a brief clinical review. Fetal Medical Review 1990;161:1464-9.

39. Artal R, Wiswell RA, Drinkwater BL, eds. Exercise in pregnancy. 2nd ed. Baltimore: Williams and Wilkins, 1991.

40. Frequently Asked Questions, National Scoliosis Foundation, http://www. scoliosis.org/faq.php.

41. Dr. Stuart Weinstein, Prof of Orthopedic Surgery, University of Iowa. (July, 2008). Scoliosis, Questions and Answers about Scoliosis in Children and, National Institute of Arthiritis and Musculoskeletal and Skin Diseases (NIAMS), http://www.niams.nih.gov/Health_Info/Scoliosis/.

42. Jason C. Eck, DO, MS. Scoliosis, MedicineNet, http://www.medicinenet.com/ scoliosis/article.htm.

43. Caroline Arbanas. (Sep 5, 2007). Scoliosis gene discovered, may assist in diagnosis, treatment, Washington University in St. Louis, http://news.wustl. edu/news/Pages/9935.aspx.

44. Raynham, MA. (December 1, 2010). New Study Shows DNA Test Highly Accurate In Predicting Curve Progression in Scoliosis Patients, J&J, http:// www.jnj.com/connect/news/all/new-study-shows-dna-test-highly-accurate-in-predicting-curve-progression-in-scoliosis-patients.

45. Dr. Kevin Lau D.C. (2010), Your Plan for Natural Scoliosis Prevention and Treatment, Health in Your Hands, Third Edition, Pg 33

46. Betz-RR; Bunnell-WP; Lambrecht-Mulier-E; MacEwen-GD J-Bone-Joint-Surg-Am. 1987 Jan; 69(1): 90-6 http://www.scoliosisnutty.com/pregnancy-scoliosis. php.

47. In-Depth Report, Scoliosis, Surgery (November 28, 2011), NY Times, http:// health.nytimes.com/health/guides/disease/scoliosis/surgery.html.

48. Singer, Katie, The Garden of Fertility: A Guide to Charting Your Fertility Signals to Prevent or Achieve Pregnancy--Naturally--and to Gauge Reproductive Health, Avery/Penguin, 2004.

49. Built in Birth Control: How Too Much – Or Too Little – Body Fat Could Be Harming Your Fertility, A Special Report from Getting-Pregnant.com, http:// www.getting-pregnant.com.

50. Linda Bradley, Menstrual Dysfunction, Cleveland Clinic, Center for Continuing Education, Disease Management Project, http://www.clevelandclinicmeded. com/medicalpubs/diseasemanagement/womens-health/menstrual-dysfunction/.

51. Kristen Burgess. A 7 Part Natural Fertility Course, Getting-Pregnant, http:// www.getting-pregnant.com.

52. Lisa Bianco-Davis. (September 20, 2005), Modern Baby Books: Full of Bad Advice Weston A. Price Foundation, http://www.westonaprice.org/childrens-health/modern-baby-books.

53. Guidelines of the American College of Obstetricians and Gynecologists for exercise during pregnancy and the postpartum period, British Journal of Sports Medicine, http://bjsm.bmj.com/cgi/content/full/37/1/6.

54. Weston A. Price Foundation. (January 10, 2004), Diet for Pregnant and Nursing Mothers, Weston A. Price Foundation, http://www.westonaprice.org/childrens-health/diet-for-pregnant-and-nursing-mothers.

55. What to Expect When You're Expecting by Arlene Eisenberg, Heidi E Murkoff & Sandee E Hathaway, BSN, Workman Publishing Company, 2002.

56. Dr. Kevin Lau D.C. (2010), Your Plan for Natural Scoliosis Prevention and Treatment, Health in Your Hands, Third Edition, Pg 77.

57. Sally Fallon and Mary G. Enig, PhD. (March 29, 2002), Vitamin A Saga, Weston A. Price Foundation, http://www.westonaprice.org/fat-soluble-activators/vitamin-a-saga.

58. Jane E. Brody. (October 7. 1995), Study Links Excess Vitamin A and Birth Defects, The New York Times, http://www.nytimes.com/1995/10/07/us/study-links-excess-vitamin-a-and-birth-defects.html.

59. Kenneth J. Rothman and et al. (November 1995), The New England Journal of Medicine: Teratogenicity of High Vitamin A Intake.

60. AAP News Room. (October 13.2008), New Guidelines Double The Amount Of Recommended Vitamin D, American Academy of Pediatrics, http://www.aap.org/pressroom/nce/nce08vitamind.htm.

61. Devereux G. Early life events in asthma – diet. Pediatr Pulmonol. 2007;42(8):663-73.

62. Hoogenboezem, T. Degenhart, H. J. De Muinck Keizer-Schrama, et al., "Vitamin D Metabolism in Breast-Fed Infants and their Mothers," Pediatric Research, 1989; 25: 623-628.

63. Ala-Houhala, M. Koskinen, T. Terho, A. Koivula, T. Visakorpi, J. "Maternal compared with infant vitamin D supplementation," Archives of Disease in Childhood, 1986; 61: 1159-1163.

64. American Academy of Pediatrics, Committee on Nutrition. "The prophylactic requirement and the toxicity of vitamin D," Pediatrics, March 1963; 512-525.

65. Standing Committee on the Scientific Evaluation of Dietary Reference Intakes and its Panel on Folate, Other B Vitamins, and Choline and Subcommittee on Upper Reference Levels of Nutrients, Food and Nutrition Board, Institute of Medicine. Dietary Reference Intakes for Thiamin, Riboflavin, Niacin, Vitamin B6, Folate, Vitamin B12, Pantothenic Acid, Biotin, and Choline. Washington, DC: National Academy Press (1998) pp. 196-305.

66. Kelly P, McPartlin J, Goggins M, Weir DG, Scott JM. Am J Clin Nutr. 1997;65(6):1790-5.

67. Zeisel, SH. The fetal origins of memory: the role of dietary choline in optimal brain development. J Pediatr. 2006;149:S131-S136.

68. Standing Committee on the Scientific Evaluation of Dietary Reference Intakes and its Panel on Folate, Other B Vitamins, and Choline and Subcommittee on Upper Reference Levels of Nutrients, Food and Nutrition Board, Institute of Medicine. Dietary Reference Intakes for Thiamin, Riboflavin, Niacin, Vitamin B6, Folate, Vitamin B12, Pantothenic Acid, Biotin, and Choline. Washington, DC: National Academy Press (1998) pp. 399-422.

69. Rees WD, Wilson FA, Maloney CA. Sulfur amino acid metabolism in pregnancy: the impact of methionine in the maternal diet. J Nutr. 2006;136(6 Suppl):1701S-1705S.

70. Brooks AA, Johnson MR< Steer PJ, Pawson ME, Abdalla HI. Birth weight: nature or nurture? Early Human Dev. 1995;42(1):29-35.

71. Crawford MA. Postgrad Med J 1980 Aug;56(658):557-62.

72. Al MD, van Houwelingen AC, Hornstra G. Am J Clin Nutr 2000 Jan;71(1 Suppl):285S-91S.

73. Dr. Kevin Lau D.C. (2010), Your Plan for Natural Scoliosis Prevention and Treatment, Health in Your Hands, Third Edition, Pg 126.

74. Dr. Kevin Lau D.C. (2010), Your Plan for Natural Scoliosis Prevention and Treatment, Health in Your Hands, Third Edition, Pg 145.

75. Dr. Kevin Lau D.C. (2010), Your Plan for Natural Scoliosis Prevention and Treatment, Health in Your Hands, Third Edition, Pg 180.

76. Dr. Kevin Lau D.C. (2010), Your Plan for Natural Scoliosis Prevention and Treatment, Health in Your Hands, Third Edition, Pg 89.

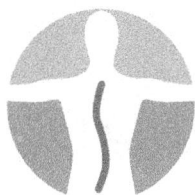

LA SALUTE NELLE TUE MANI

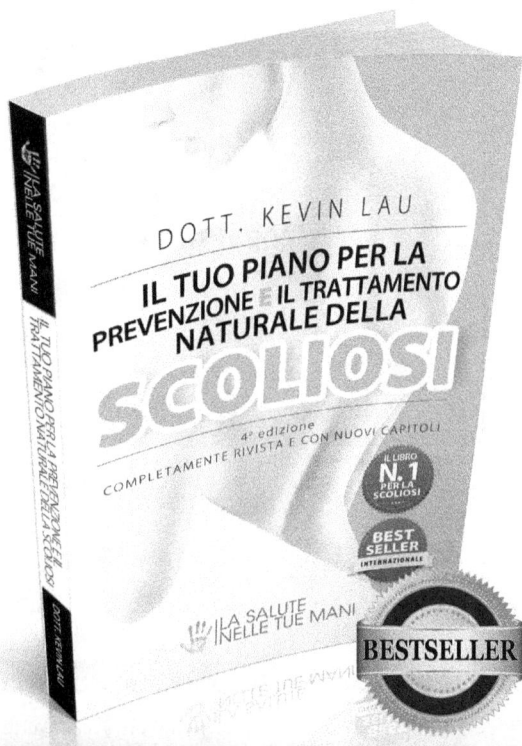

Un programma dietetico e di esercizi fisici completamente naturale, sicuro e testato per curare e prevenire la scoliosi!

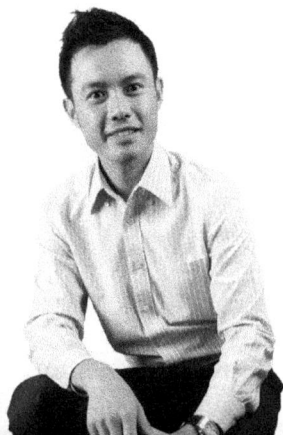

DOTT. KEVIN LAU

IL TUO PIANO PER LA PREVENZIONE E IL TRATTAMENTO NATURALE DELLA SCOLIOSI

4ª edizione
COMPLETAMENTE RIVISTA E CON NUOVI CAPITOLI

IL LIBRO N.1 PER LA SCOLIOSI

BEST SELLER INTERNAZIONALE

LA SALUTE NELLE TUE MANI

BESTSELLER

Nel "Il tuo piano per la prevenzione e il trattamento naturale della scoliosi" potrai:

- Scoprire le ricerche più recenti sulle vere cause della scoliosi.
- Comprendere che i corsetti e la chirurgia curano solo i sintomi e non le cause alla base della scoliosi.
- Sapere quali sono le nuove cure che funzionano, quali non funzionano e perché.
- Conoscere i più comuni sintomi di scoliosi che presenta chi è affetto da questa patologia.
- Scoprire come una rapida valutazione della scoliosi negli adolescenti può contribuire alla qualità della vita successiva.
- Leggere l'unico libro al mondo che cura la scoliosi controllando l'espressione genica dei geni della scoliosi.
- Ottenere una comprensione approfondita del funzionamento tipico di muscoli e legamenti nei più diffusi tipi di scoliosi.
- Praticare esercizi personalizzati per la tua scoliosi adatti anche per chi ha un'agenda molto fitta.
- Sapere quali sono gli esercizi più efficaci per la scoliosi e ciò che deve essere assolutamente evitato.
- Conoscere i trucchi per modificare la tua postura e la meccanica del corpo per ridurre il dolore alla schiena della scoliosi.
- Scoprire la migliore postura per stare seduti, in piedi e sdraiati con la scoliosi.
- Imparare da altre persone affette da scoliosi attraverso il racconto delle loro esperienze e gli studi clinici.

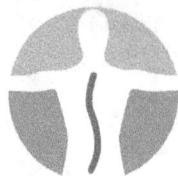

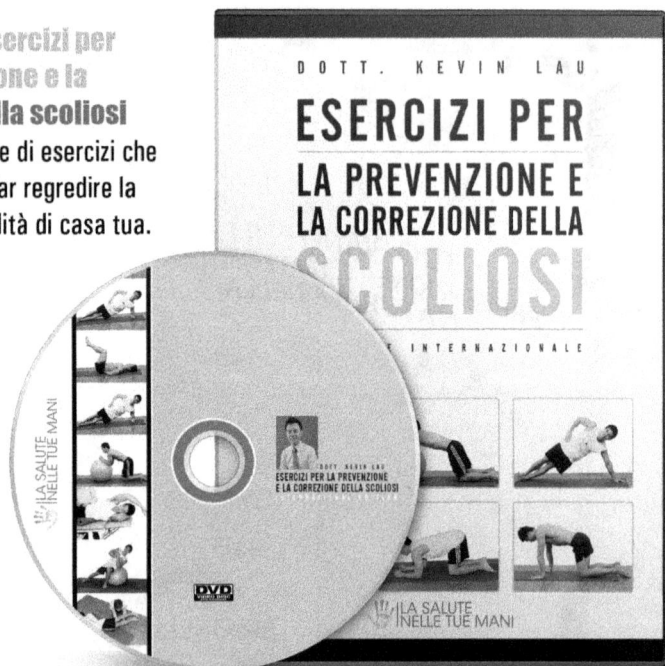

Libro di cucina

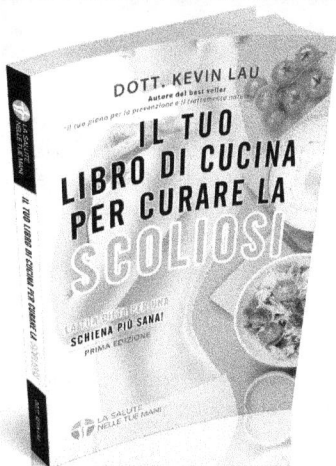

Rinforza la tua schiena, pasto dopo pasto!

Pensi di aver già provato tutte le possibilità nella tua crociata contro la scoliosi? Ormai, potresti essere passato attraverso tutta la trafila del busto, della ginnastica correttiva e persino della chirurgia. Purtroppo la curva della tua schiena potrebbe continuare a ripresentarsi, causando ancora più disagi di prima! In primo luogo, la correzione della scoliosi serve per ripristinare la curvatura della colonna vertebrale: è ora di riconsiderare la tua deformità! La cura della scoliosi richiede un approccio completo, che ripristini l'allineamento naturale del tuo corpo, prevenendo inoltre l'inevitabile degenerazione vertebrale dovuta all'età.

Ciò che puoi aspettarti mangiando le squisite ricette di questo libro:

- Riduzione del dolore legato alla scoliosi
- Migliore crescita e sviluppo vertebrale
- Rafforzamento dei muscoli
- Rilassamento della rigidità muscolare
- Miglioramento del sonno

- Riequilibrio ormonale
- Aumento dei livelli energetici
- Prevenzione della degenerazione vertebrale
- Un aiuto per raggiungere la tua taglia ideale
- Rafforzamento del sistema immunitario

Diario

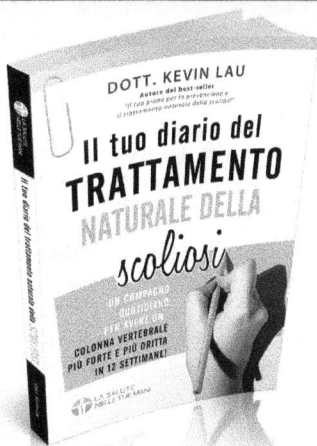

Il tuo compagno quotidiano per le 12 settimane per avere una colonna vertebrale più dritta e più forte!

In questo volume che accompagna e completa il best-seller di Amazon.com "Il tuo piano per la prevenzione e il trattamento naturale della scoliosi", il Dott. Kevin fornisce una guida pratica per raggiungere il successo nel corso delle 12 settimane di trattamento. Basato su ricerche e risultati clinici approfonditi del Dott. Kevin Lau, questo libro ti offre un programma di trattamento della scoliosi sicuro, non invasivo e semplice da mettere in pratica.

Per maggiori informazioni sul DVD, su ScolioTrack o sui libri, visita: www.HIYH.info

Chirurgia

DOTT. KEVIN LAU

GUIDA COMPLETA ALLA CHIRURGIA DELLA SCOLIOSI PER IL PAZIENTE

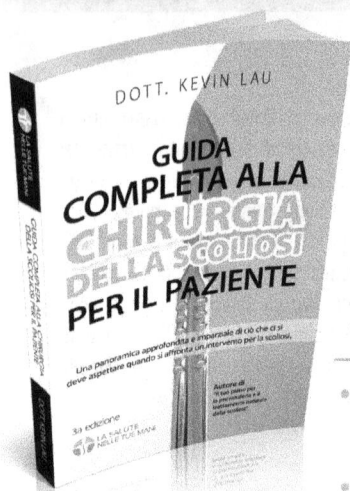

Una panoramica approfondita e imparziale di ciò che si deve aspettare quando si affronta un intervento per la scoliosi.

Un intervento chirurgico per la scoliosi non deve essere un'esperienza spaventosa, traumatica e segnata dalla preoccupazione. In effetti, avendo a disposizione adeguate informazioni e conoscenze, puoi prendere decisioni serene e basate sui fatti sulle possibilità di trattamento migliori e maggiormente consigliabili. L'ultimo libro del dott. Kevin Lau ti aiuterà a scoprire le informazioni fondamentali più aggiornate per fare scelte consapevoli per la salute della tua colonna vertebrale.

Ti permetterà di:

- **Imparare come funziona la chirurgia spinale** – Compresa la descrizione delle varie componenti dell'intervento, come le barre permanenti inserite nel tuo corpo durante la fusione.
- **Scoprire i dati che fanno riflettere** – Per esempio, scoprirai che dopo l'intervento esiste la possibilità di non poter ritornare alla piena normalità, sotto il profilo dell'aspetto o del livello di attività.
- **Conoscere** i fattori che determinano la tua prognosi a lungo termine, illustrati anche per mezzo di casi dettagliati.
- **Capire** come valutare correttamente i rischi associati con i diversi tipi di chirurgia della scoliosi.
- **Ricevere buoni consigli** sul modo di affrontare il tuo intervento e su come scegliere il momento, il luogo e il chirurgo migliore in base alle tue necessità.

Gravidanza

DR. KEVIN LAU D.C

GUIDA ESSENZIALE PER AFFRONTARE UNA GRAVIDANZA SANA LA SCOLIOSI

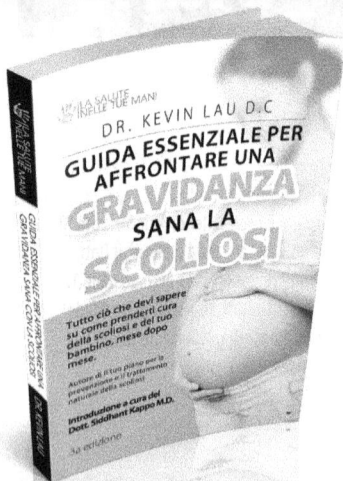

Una guida completa e facile da seguire per gestire la propria scoliosi in gravidanza!

La "Guida essenziale per affrontare una gravidanza sana con la scoliosi" è una guida che ti accompagna di mese in mese spiegandoti tutto ciò che hai bisogno di sapere per prenderti cura della tua colonna vertebrale e del tuo bambino. Il libro ti sostiene emotivamente, accompagnandoti in tutto lo straordinario viaggio per dare alla luce un bambino sano.

Questo libro fornisce risposte e consigli professionali alle donne in gravidanza che soffrono di scoliosi. È ricco di informazioni utili per affrontare gli sconvolgimenti fisici ed emotivi di una gravidanza, quando si è affette da scoliosi. Dal concepimento alla nascita e oltre, questa guida ti prenderà per mano e ti accompagnerà fino a diventare la madre felice e orgogliosa di un neonato in salute.

Per maggiori informazioni sul DVD, su ScolioTrack o sui libri, visita: www.HIYH.info

Scoliotrack

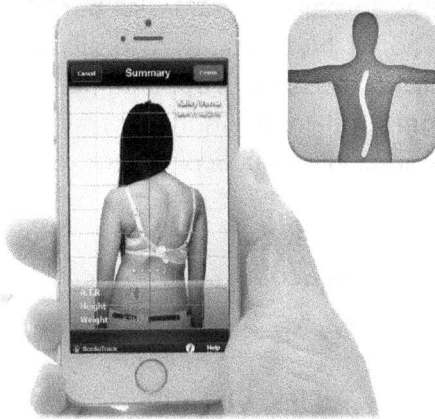

ScolioTrack è un modo sicuro e innovativo per monitorare la propria scoliosi mese per mese. Il dispositivo permette all'utente di registrare l'evoluzione delle curve vertebrali anomale che caratterizzano la scoliosi. Con un semplice tocco dell'iPhone, l'utente può monitorare facilmente la propria situazione mese dopo mese. Questo programma di semplice utilizzo è adatto per le persone affette da scoliosi di ogni età. Grazie al suo elevato livello di precisione, questa applicazione è adatta per i professionisti, quali medici, chiropratici o fisioterapisti; al tempo stesso, però, è sufficientemente semplice per essere utilizzata a casa per uso personale.

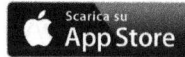

Scarica su **App Store**   DISPONIBILE SU **Google play**

Caratteristiche dell'applicazione

- Registra e salva l'angolo di rotazione del tronco (ATR) del paziente, una misura essenziale per lo screening e la pianificazione del trattamento della scoliosi.
- Registra il peso e la statura del paziente: perfetta per adolescenti in crescita affetti da scoliosi o per adulti attenti alla propria salute.
- I dati della scoliosi vengono visualizzati graficamente, evidenziando mese per mese le variazioni della patologia.

- La funzione della fotocamera scatta una foto della schiena del paziente per individuare eventuali cambiamenti visibili, quali gibbi costali, protrusione delle anche, allineamento del corpo o deviazione spinale, nonché per confrontarla facilmente con immagini archiviate in precedenza.
- Può essere usato da più utenti permettendo il salvataggio dei dati per monitoraggi futuri.
- Possiede una guida completa e facile da seguire in modo da registrare e monitorare la scoliosi nella comodità di casa tua.

Scoliometro

Un pratico strumento per lo screening della scoliosi: l'app scoliometro

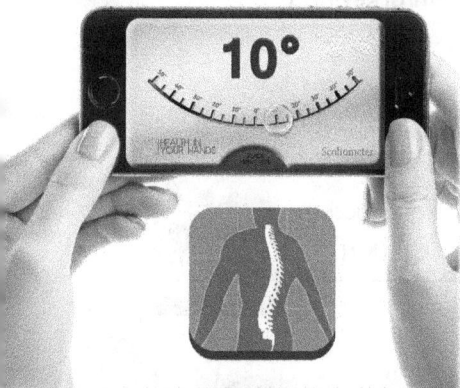

L'app Scoliometro è un utile e innovativo strumento rivolto a medici, specialisti e a coloro che desiderano eseguire controlli della scoliosi a casa. Possiamo offrirti un'alternativa sempre disponibile ed estremamente accurata, a un prezzo molto più accessibile. I medici e i terapisti che desiderano un modo semplice, veloce ed elegante di misurare la curvatura della colonna vertebrale possono usare questo strumento accurato. Gli specialisti utilizzano da molti anni lo scoliometro come efficace mezzo di screening della scoliosi e, adesso, puoi averne uno anche tu, sempre a portata di mano sul tuo smartphone.

Per maggiori informazioni sul DVD, su ScolioTrack o sui libri, visita: www.HIYH.info

Rimani connesso con le ultime notizie, aggiornamenti e consigli per la salute del dott. Kevin Lau grazie ai Social Network. Iscriviti alla pagina di Facebook di Health In Your Hands, per avere l'opportunità di chiedere al dott. Kevin Lau informazioni sul libro, questioni generali sulla tua scoliosi, sull'applicazione per iPhone chiamata ScolioTrack o sul DVD degli esercizi:

facebook. www.facebook.com/Scoliosi.it

You Tube www.youtube.com/DrKevinLau

Blogger www.DrKevinLau.blogspot.com

twitter www.twitter.com/DrKevinLau

Linked in www.linkedin.com/in/drkevinlau/it

Instagram www.instagram.com/drkevinlau